世界の
インパクトファクターを決める
トムソン・ロイター社が
選出

# TMD・咬合のための重要12キーワード ベスト240論文

講演や雑誌でよく見る、あの分類および文献

**監修** 古谷野 潔／築山能大／桑鶴利香　**著者** 山﨑 陽／辻 希美／大木郷資／松本嘉子

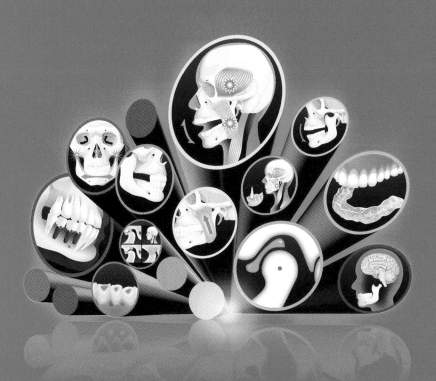

クインテッセンス出版株式会社　2016

Tokyo, Berlin, Chicago, London, Paris, Barcelona, Istanbul, Milano, São Paulo, Moscow, Prague, Warsaw, Delhi, Bucharest, and Singapore

# 序文

　本シリーズではこれまでにインプラント、ペリオ、エンド、補綴・デジタルデンティストリーが出版されてきたが、本書では顎関節症（TMD）と咬合の2つのトピックを取り上げた。本書も本シリーズの他書と同様の構成となっている。すなわち、前半ではTMDと咬合について、日々の臨床に関わる12のキーワードを選出し、トムソン・ロイター社の文献データベース "Web of Science" から被引用件数の多い上位20論文を掲載、紹介した。後半では、TMDと咬合について日々の臨床に欠かすことのできない分類や文献30項目を取り上げ、その概要を解説した。

　咬合は歯科臨床において重要かつ基本的要素として古くから興味がもたれてきた。そして、TMDの病因としても重要視されてきたが、近年では病因としての役割は比較的小さいとされている。こうした概念の変遷がどのような研究に基づくものなのかを検証するには、元の論文を紐解く必要がある。本書を通して、TMDと咬合について、これまでにどのような研究や科学的検証がなされてきたのかについて理解を深めていただきたい。

　取り上げたキーワードを見ていくと、中には比較的古い論文が多く、被引用件数も多くない分野もあることが見て取れる。一方、TMDの診察・診断に関する世界標準とも言えるDC/TMDが2014年に公表されたため、この分野に関しては、これから論文数や被引用件数が伸びることが予測される。本書全体を概観することで、このようなトレンドについても目を向けていただければ幸いである。咬合・TMDに関連するトピックとしてブラキシズムについても、キーワードおよび分類・文献の両方で取り上げた。ブラキシズムに関しては、最近新しい定義が提案されたし、睡眠研究の発展とともにブラキシズムのメカニズムも随分解明されてきた。これらについても解説しているので、ブラキシズムに関する文献や最新の知識の整理にも役立てていただきたい。

　最後に、本書の編集にあたって尽力いただいた編集委員各位および当講座テクニカルスタッフ黒瀬愛子氏に深謝し、クインテッセンス出版株式会社の佐々木一高会長、山形篤史取締役編集長、浅尾 麗氏、田島佑介氏に謝意を表したい。

2016年6月吉日

古谷野 潔

# Preface

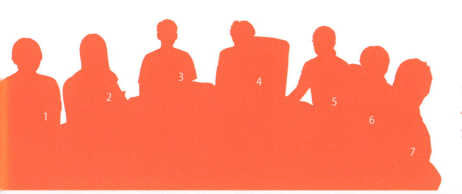

1 松本嘉子   2 辻 希美   3 大木郷資
4 古谷野 潔   5 桑鶴利香   6 築山能大
7 山﨑 陽

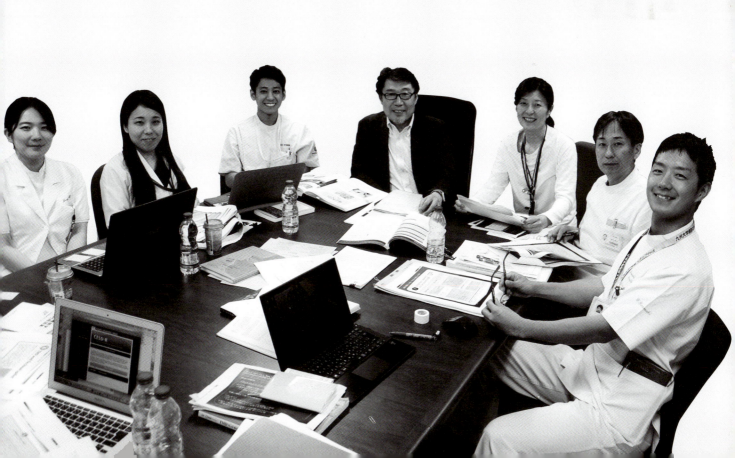

# Contents

重要 12 キーワード ————————————————————————— 9

1. Dental attrition ————————————————————— 10

2. Implant occlusion ————————————————————— 20

3. Centric relation —————————————————————— 30

4. TMD and Occlusal splint ——————————————— 40

5. TMD and CBT ——————————————————————— 50

6. TMD and Bruxism ———————————————————— 60

7. Occlusal force —————————————————————— 70

8. Shortened dental arch ————————————————— 80

9. Increasing occlusal vertical dimension ————— 90

10. TMD and Occlusion —————————————————— 100

11. Jaw movement and Muscle pain ——————— 110

12. Research diagnostic criteria for TMD ———— 120

# Contents

## 講演や雑誌でよく見る、TMD・咬合の分類および文献 — 130

1. Seligmann、Johansson の分類（疫学調査のための咬耗の分類） — 132
2. 3種の tooth surface loss（咬耗、摩耗、酸蝕） — 133
3. ITI コンセンサス会議による荷重プロトコール — 134
4. インプラントの咬合 — 135
5. 中心位（centric relation） — 136
6. スプリント療法（OS：occlusal splint）でできること、できないこと — 137
7. ブラキシズムへのスプリントの効果は短期的 — 138
8. TMD と認知行動療法（CBT） — 139
9. ブラキシズムの定義 — 140
10. AASM のブラキシズムの診断基準 — 141
11. ブラキシズムの原因は中枢性 — 142
12. ブラキシズムとインプラントの失敗の関係 — 143
13. TCH の位置づけ — 144
14. 咬合力の分布 — 145
15. チューイングサイクル — 146
16. 犬歯誘導とグループファンクションでの咀嚼サイクルの違い — 147
17. 短縮歯列（shortened dental arch, SDA） — 148
18. Eichner の分類 — 149
19. 宮地の咬合三角 — 150
20. Gross の咬合挙上 — 151
21. TMD と咬合 — 152
22. TMD Policy Statement の概要 — 153
23. 咬合の4つの区分 — 154
24. 筋痛と顎運動 — 156
25. 筋痛と Pain adaptation model — 157
26. 筋痛と非歯原性歯痛の原疾患 — 158
27. DC/TMD（分類） — 159
28. 顎関節症の診断基準（DC/TMD） — 160
29. 日本顎関節学会による顎関節症の分類 — 162
30. 顎関節内障の Natural history — 163

# 本書の見方

**概要**　インパクトファクターの決定やノーベル賞の受賞者予測で知られるトムソン・ロイターの Web of Science を利用し、TMD・咬合関連の講演や発表および治療において重要な12キーワードで論文検索を行った。

本書は、検索結果を被引用件数順に並び替え、上位20件を列記した。さらに20論文を著者らが吟味し、キーワードに照らして臨床における関連性・重要性・有益性の高い8論文についての抄録を掲載した。

加えて学会や講演会、雑誌等に頻回登場し、必読と思われる TMD・咬合のための材料および分類を添付した。

**用語解説**

① 検索キーワード
検索キーワード：Web of Science 上にて検索に用いたキーワード。"AND"（例：tooth attrition AND dental attrition）を用いた場合には、二つのキーワードが重複している論文が選択される。

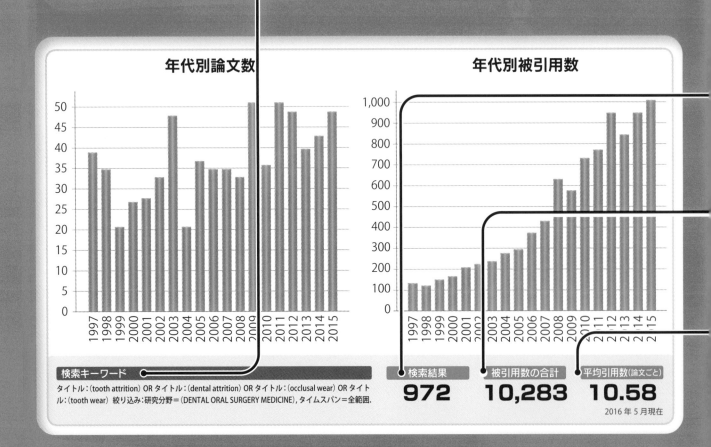

検索キーワード
タイトル：(tooth attrition) OR タイトル：(dental attrition) OR タイトル：(occlusal wear) OR タイトル：(tooth wear)　絞り込み：研究分野＝(DENTAL ORAL SURGERY MEDICINE)、タイムスパン＝全範囲．

検索結果　**972**　　被引用数の合計　**10,283**　　平均引用数（論文ごと）　**10.58**

2016年5月現在

# トムソン・ロイターが選んだベスト**20**論文

| | タイトル・和訳 | 2012年 | 2013年 | 2014年 | 2015年 | 合計引用数 | 平均引用数(1年ごと) |
|---|---|---|---|---|---|---|---|
| 引用数 **1位** | Smith BG, Knight JK. An index for measuring the wear of teeth. Br Dent J 1984 ;156(12):435-438.<br>歯の摩耗の計測指数 | 17 | 13 | 18 | 21 | 313 | 9.48 |
| 引用数 **2位** | Smith BG, Knight JK. A comparison of patterns of tooth wear with aetiological factors. Br Dent J 1984 ;157( 1 ):16-19.<br>病因因子が明らかな歯の摩耗パターンの比較検討 | 5 | 4 | 5 | 2 | 159 | 4.82 |

**⑤ 合計引用数**
各論文が発表されてから2016年5月までにおける被引用数の合計

**② 検索結果**
キーワードを基に検索された総論文数

**⑥ 平均引用数(1年ごと)**
各論文の1年あたりの被引用数
(⑤÷評論発表後経過年数)

**③ 被引用数の合計**
②で検索された総論文の被引用数の合計

**④ 平均引用数(論文ごと)**
該当キーワードにおける1論文あたりの平均引用数(③を②で割ったもの)

# 本書を読む前に知っておくべきキーワード

## トムソン・ロイターとは？

世界の約 1 万 1 千の学術雑誌に掲載された論文をデータベース化して提供し、3,800 以上の研究機関が利用している。学術雑誌の質の指標となる「インパクトファクター」の発案や毎年のノーベル賞受賞者の予測でも知られる。 （朝日新聞より引用・改変）

## インパクトファクターとは？

インパクトファクター（文献引用影響率）とは、特定のジャーナル（学術雑誌）に掲載された論文が特定の年または期間内にどれくらい頻繁に引用されたかを平均値で示す尺度である。これはトムソン・ロイターの Journal Citation Reports®（JCR®）が備えている評価ツールの 1 つである。

毎年 JCR® が公開する特定のジャーナルのインパクトファクターは、対象年における被引用回数を、対象年に先立つ 2 年間にそのジャーナルが掲載した論文の総数で割ることによって計算する。

インパクトファクターを保持することがジャーナルのステータスであるとともに、インパクトファクターが高いほどジャーナルの価値が高いとされる（例：Nature、Science）。

（トムソン・ロイター HP より引用・改変）

$$\text{インパクトファクター} = \frac{\text{対象年に先立つ 2 年間にジャーナルが掲載した論文が対象年に引用された回数}}{\text{対象年に先立つ 2 年間にジャーナルが掲載した論文の総数}}$$

### 2016年 5 月現在の TMD・咬合の分野におけるインパクトファクター上位 3 ジャーナル

| 順位 | Abbreviated Journal Title | Total Cites (2015) | Impact Factor | Eigenfactor Score |
|---|---|---|---|---|
| 1 | J of Orofacial Pain* | 1,280 | 2.824 | 0.001940 |
| 2 | J of Oral & Facial Pain and Headache* | 102 | 2.444 | 0.000400 |
| 3 | J of Oral Rehabil | 4,600 | 1.926 | 0.005280 |

InCites™ Journal Citation Reports® より引用

TMD・咬合の分野のジャーナルをインパクトファクター（IF）の高い順に掲載した。Total Cites はどれだけ多く引用されているかを、Eigenfactor Score(EF) は以下に影響力の強い雑誌に引用されているかを示す。特に EF は Nature などの総被引用数の多いジャーナルからの引用に重みづけをして評価したものであり、より実態を表している。IF、EF ともに高いジャーナルはさらに価値が高いといえる。

* "J of Orofacial Pain" と "J of Oral & Facial Pain and Headache" は、2016年から "Journal of Oral & Facial Pain and Headache" に統合された。

# 重要12キーワード

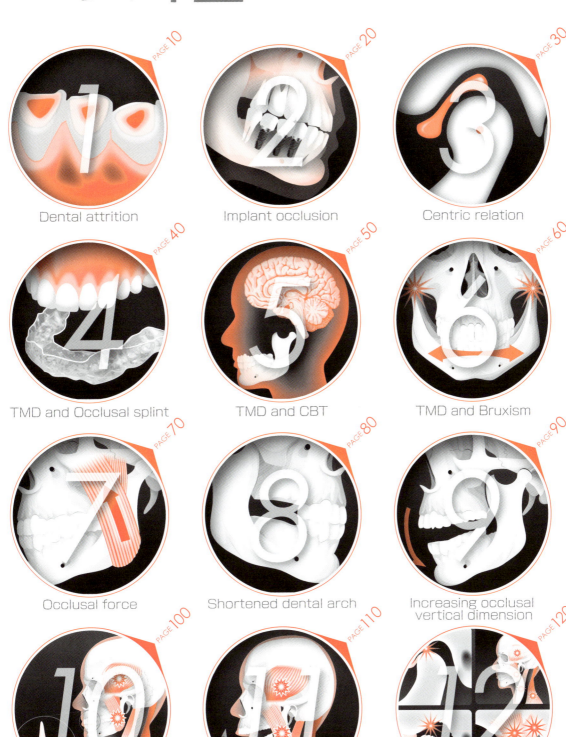

## TMD・咬合のための重要12キーワード

# 1 *Dental attrition*

咬耗

咬耗とは、上下顎歯の咬合接触により生ずるエナメル質や象牙質の摩耗のことである。咀嚼機能による歯面の咬耗は、加齢変化として生理的にもみられるが、進行速度が速く、象牙質の広範な露出や歯冠長の短縮および咬合高径の低下をまねくような高度なものを咬耗症という。個人識別や年齢推定、ブラキシズムや顎関節症などの診断の手がかりとなる。
（日本補綴歯科学会編. 歯科補綴学専門用語集 第4版. 東京都：医歯薬出版, 2015 より引用改変）

しかしながら、歯の実質欠損が咬耗・酸蝕・摩耗のどれによるものなのか確定することは困難で、問診や継続的な歯面の観察などの検査が必要であり、経年的な評価が重要である。

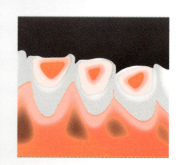

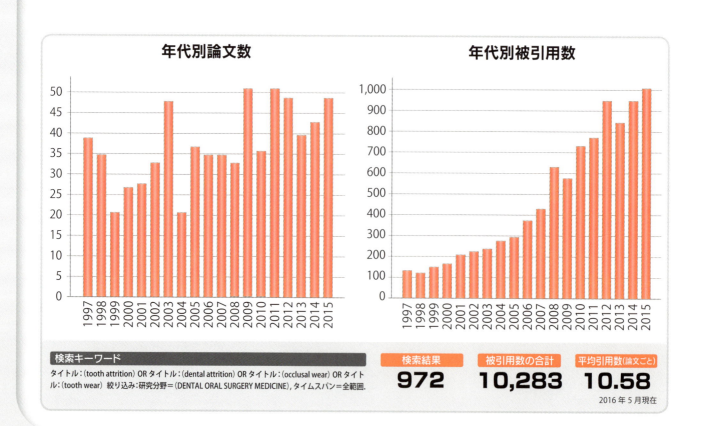

**検索キーワード**
タイトル：(tooth attrition) OR タイトル：(dental attrition) OR タイトル：(occlusal wear) OR タイトル：(tooth wear) 絞り込み：研究分野＝(DENTAL ORAL SURGERY MEDICINE)，タイムスパン＝全範囲.

| 検索結果 | 被引用数の合計 | 平均引用数(論文ごと) |
|---|---|---|
| 972 | 10,283 | 10.58 |

2016年5月現在

# ① Dental attrition

## トムソン・ロイターが選んだベスト**20**論文

| 引用数 | タイトル・和訳 | 2012年 | 2013年 | 2014年 | 2015年 | 合計引用数 | 平均引用数（1年ごと） |
|---|---|---|---|---|---|---|---|
| **1位** | Smith BG, Knight JK. An index for measuring the wear of teeth. Br Dent J 1984 ;156(12):435-438.<br>歯の摩耗の計測指数 | 17 | 13 | 18 | 21 | 313 | 9.48 |
| **2位** | Smith BG, Knight JK. A comparison of patterns of tooth wear with aetiological factors. Br Dent J 1984 ;157( 1 ):16-19.<br>病因因子が明らかな歯の摩耗パターンの比較検討 | 5 | 4 | 5 | 2 | 159 | 4.82 |
| **3位** | Seligman DA, Pullinger AG, Solberg WK. The prevalence of dental attrition and its association with factors of age, gender, occlusion, and TMJ symptomatology. J Dent Res 1988 ;67(10):1323-1333.<br>咬耗の有病率と年齢、性別、咬合、TMJ 徴候学の要因との関係 | 5 | 4 | 6 | 6 | 120 | 4.14 |
| **4位** | Grippo JO, Simring M, Schreiner S. Attrition, abrasion, corrosion and abfraction revisited: a new perspective on tooth surface lesions. J Am Dent Assoc 2004 ;135( 8 ):1109-1118; quiz 1163-1165.<br>咬耗、摩耗、酸蝕、アブフラクションの再考：歯面の病変に対する新たな考え方 | 11 | 16 | 4 | 10 | 101 | 7.77 |
| **5位** | Bartlett DW, Coward PY, Nikkah C, Wilson RF. The prevalence of tooth wear in a cluster sample of adolescent schoolchildren and its relationship with potential explanatory factors. Br Dent J 1998 ;184( 3 ):125-129.<br>青年期学童の集団サンプルにおける歯の摩耗有病率と潜在的説明要因との関係 | 10 | 0 | 2 | 3 | 101 | 5.32 |
| **6位** | Sanson GD, Kerr SA, Gross KA. Do silica phytoliths really wear mammalian teeth? J Archaeol Sci 2007 ;34( 4 ):526-531.<br>シリカ植物化石は、哺乳類の歯を本当に磨耗させるのか？ | 13 | 10 | 21 | 13 | 100 | 10 |
| **7位** | Lussi A. Erosive tooth wear - a multifactorial condition of growing concern and increasing knowledge. Monogr Oral Sci 2006;20: 1 -8.<br>酸蝕症─関心の高まりと知見の集積に対する多因子的様相 | 7 | 10 | 18 | 11 | 90 | 8.18 |

# TMD・咬合のための重要12キーワード（関連性の高い論文和訳）

## トムソン・ロイターが選んだベスト**20**論文

| | タイトル・和訳 | 2012年 | 2013年 | 2014年 | 2015年 | 合計引用数 | 平均引用数（1年ごと） |
|---|---|---|---|---|---|---|---|
| 引用数 8位 | Hugoson A, Bergendal T, Ekfeldt A, Helkimo M. Prevalence and severity of incisal and occlusal tooth wear in an adult Swedish population. Acta Odontol Scand 1988;46( 5 ):255-265.<br>スウェーデンの成人における切縁および咬合面の咬耗の罹患度と重症度 | 0 | 3 | 2 | 2 | 84 | 2.9 |
| 引用数 9位 | Carlsson GE, Johansson A, Lundqvist S. Occlusal wear. A follow-up study of 18 subjects with extensively worn dentitions. Acta Odontol Scand 1985;43( 2 ):83-90.<br>咬耗－被験者18名の過度な咬耗歯列の観察研究 | 0 | 2 | 3 | 3 | 81 | 2.53 |
| 引用数 10位 | Pintado MR, Anderson GC, DeLong R, Douglas WH. Variation in tooth wear in young adults over a two-year period. J Prosthet Dent 1997;77( 3 ):313-320.<br>若年者の2年間の歯の咬耗の変化 | 5 | 3 | 10 | 6 | 79 | 3.95 |
| 引用数 11位 | Weatherell JA, Hallsworth AS, Robinson C. The effect of tooth wear on the distribution of fluoride in the enamel surface of human teeth. Arch Oral Biol 1973;18( 9 ):1175-1189.<br>エナメル表面のフッ化物分布による咬耗への影響 | 1 | 0 | 0 | 1 | 79 | 1.8 |
| 引用数 12位 | Carlsson GE, Egermark I, Magnusson T. Predictors of bruxism, other oral parafunctions, and tooth wear over a 20-year follow-up period. J Orofac Pain 2003;17( 1 ):50-57.<br>20年の追跡調査期間によるブラキシズムや他の口腔異常機能と歯の咬耗の予測因子 | 8 | 3 | 4 | 11 | 75 | 5.36 |
| 引用数 13位 | Johansson A, Haraldson T, Omar R, Kiliaridis S, Carlsson GE. A system for assessing the severity and progression of occlusal tooth wear. J Oral Rehabil 1993;20( 2 ):125-131.<br>咬耗の重症度や進行度の評価システム | 8 | 4 | 1 | 6 | 74 | 3.08 |
| 引用数 14位 | Ungar PS, M'Kirera F. A solution to the worn tooth conundrum in primate functional anatomy. Proc Natl Acad Sci USA 2003 ; 100( 7 ):3874-3877.<br>霊長類の機能的解剖における咬耗歯に対する解決策 | 8 | 9 | 5 | 4 | 71 | 5.07 |

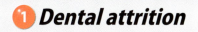

## トムソン・ロイターが選んだベスト**20**論文

| 順位 | タイトル・和訳 | 2012年 | 2013年 | 2014年 | 2015年 | 合計引用数 | 平均引用数（1年ごと） |
|---|---|---|---|---|---|---|---|
| 引用数 15位 | Magne P, Gallucci GO, Belser UC. Anatomic crown width/length ratios of unworn and worn maxillary teeth in white subjects. J Prosthet Dent 2003;89( 5 ):453-461.<br>白人の摩耗歯と非摩耗歯における解剖学的歯冠幅径／長径比 | 10 | 14 | 10 | 9 | 69 | 4.93 |
| 引用数 16位 | Bartlett DW, Blunt L, Smith BG. Measurement of tooth wear in patients with palatal erosion. Br Dent J 1997;182( 5 ):179-184.<br>口蓋側酸蝕症患者の咬耗の測定 | 5 | 3 | 3 | 3 | 68 | 3.4 |
| 引用数 17位 | Molnar S, McKee JK, Molnar IM, Przybeck TR. Tooth wear rates among contemporary Australian Aborigines. J Dent Res 1983;62( 5 ):562-565.<br>現代のオーストラリア先住民の歯の摩耗率 | 3 | 5 | 4 | 2 | 68 | 2 |
| 引用数 18位 | Mills JR. A comparison of lateral jaw movements in some mammals from wear facets on the teeth. Arch Oral Biol 1967;12( 5 ):645-661.<br>哺乳類の下顎側方運動の歯の咬耗面からの比較 | 1 | 2 | 2 | 1 | 68 | 1.36 |
| 引用数 19位 | Khan F, Young WG, Shahabi S, Daley TJ. Dental cervical lesions associated with occlusal erosion and attrition. Aust Dent J 1999;44( 3 ):176-186.<br>歯面の酸蝕および摩耗に関連する歯頸部の病変 | 3 | 2 | 7 | 1 | 67 | 3.72 |
| 引用数 20位 | Ekfeldt A, Hugoson A, Bergendal T, Helkimo M. An individual tooth wear index and an analysis of factors correlated to incisal and occlusal wear in an adult Swedish population. Acta Odontol Scand. 1990;48( 5 ):343-349.<br>スウェーデンの成人における、個々の咬耗指数と切縁および咬合面の咬耗に関連する因子の分析 | 4 | 2 | 3 | 5 | 67 | 2.48 |

# An index for measuring the wear of teeth.

## 歯の摩耗の計測指数

Smith BG, Knight JK.

　新しい歯の摩耗指数を検討した。疫学研究や個々の患者の歯の摩耗を長期的に観察する場合において、歯の摩耗の病因や予防、管理に関する研究で使用するようにデザインした。酸蝕、摩耗、摩滅や、それらの複合により起こった歯の損傷の程度を記録でき、原因を特定するかどうかに関わらず、本法を応用することができる。ランダムに選択した健常者100名の結果から、それぞれの年齢群における適切な歯の摩耗の最大レベルを設定した。このレベルを超えた状態は病的と診断する。本研究は、この指数の再現性について記述している。

（Br Dent J 1984;156(12):435-438.）

A new tooth wear index is proposed. It is designed for use in research into the aetiology, prevention and management of tooth wear problems, in epidemiological studies, and in the long-term monitoring of tooth wear in individual patients. The degree of damage to teeth caused by erosion, attrition, abrasion and combinations of these conditions is recorded, and the method is applicable whether or not the cause can be determined. Data from a sample of 100 randomly selected 'normal' patients were used to set maximum levels of acceptable tooth wear for each age-group. Beyond these levels the condition is regarded as pathological. Studies to establish the reproducibility of the index are described.

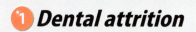

# The prevalence of dental attrition and its association with factors of age, gender, occlusion, and TMJ symptomatology.

咬耗の有病率と年齢、性別、咬合、
TMJ徴候学の要因との関係

Seligman DA, Pullinger AG, Solberg WK.

　222名の若年成人における咬耗の程度を、もっとも高度な咬耗面（ファセット）の合計について、上下顎歯列それぞれの研究用模型上で評価した。咬耗スコアは、年齢、性別、ブラキシズムの自覚、咬合調整の有無、矯正学的咬合評価（クラスⅠ〜Ⅲ）、上下顎関係、顎関節障害の症状により比較した。ブラキシズムの自覚は咬耗スコアと関連せず、ブラキサー群を定義するために用いるべきではない。咬耗スコアは正常範囲の咬耗を示す年齢群間においては有意差はなかったが、これにより現在は目立った咬耗は早期に起こる場合が多いことが示唆される。男性は女性よりも徴候や症状が少なかったにもかかわらず、高い咬耗スコアを示した（P<0.01）。歯の咬耗は顎関節クリック、顎関節部圧痛、咀嚼筋圧痛の有無と関係しなかった。Ⅱ級咬合の男性2名においてⅢ級の者よりも偏心方向の咬耗スコアが低かった（P<0.05）。Ⅲ級咬合の女性では、他のクラスよりも前歯での咬耗スコアが低かった。非患者群の識別可能な歯の咬耗は顎関節症の徴候や症状、さらには咬合の要因と関係しなかった。これらの結果は、ブラキシズムは、すべての人に共通して中枢性に誘発されていることや、ブラキシズムが局所因子に関係していないということを示す他の研究結果と一致している。

（J Dent Res 1988;67(10):1323-1333.）

---

Dental attrition severity in 222 young adults was assessed from dental casts as the sum of the most severe facet in each arch segment. The attrition scores were compared by age, gender, bruxism awareness, prior bite adjustment, orthodontic class, maxillomandibular relationship, and temporomandibular dysfunction symptoms. Awareness of bruxism was not associated with the wear scores and should not be used to define bruxist groups. Attrition scores did not differ significantly between age groups, indicating that notable attrition, when present, often occurs early. Men had higher attrition scores than women (p less than 0.01), despite fewer signs and symptoms. Dental attrition was not associated with the presence or absence of TMJ clicking, TMJ tenderness, or masticatory muscle tenderness. Class II division 2 males had laterotrusive attrition scores lower than those of Class III (p less than 0.05). Class III females had lower incisor attrition scores than did other Angle Classes (p less than 0.05). Discernible dental attrition in a non-patient population was not associated with signs and symptoms of temporomandibular disorders, nor with the occlusal factors studied. These results are compatible with the findings in other studies that point to bruxism as a centrally induced phenomenon common to all people and unrelated to local factors.

# TMD・咬合のための重要12キーワード（関連性の高い論文和訳）

## Attrition, abrasion, corrosion and abfraction revisited : a new perspective on tooth surface lesions.

咬耗、摩耗、酸蝕、アブフラクションの再考：
歯面の病変に対する新たな考え方

Grippo JO, Simring M, Schreiner S.

**概要**：著者らは歯面の病変について、学名、定義、分類の更新や改訂を提議した。その目的は、歯科医師のための標準化、明確化、臨床実用化である。本論文では歯面の病変の形成における歯科病理学的メカニズム、つまり3つの基本となる物質的かつ化学的なメカニズム、およびそれらの相互作用、その徴候の概要を提示する。

**結論および臨床的意味**：正確な定義を用いることは、歯科医師がさまざまな歯面の病変の病因を診断することに役立つ。前述の概要に示すように、歯科病理学的メカニズムが起こしうる多くの相互作用を理解しておくことで、歯科医師は正確な診断および効果的な予防、治療を行うことが可能となる。またこのことは患者だけでなく、歯科医師どうしが効率よく情報交換することにも役立つだろう。さらにこの概要は、今後の研究が示す領域を見極めるのに役立つ。

（J Am Dent Assoc 2004;135(8):1109-1118.）

---

OVERVIEW:The authors propose updated and revised nomenclature, definitions and classification for tooth surface lesions. Their objective is standardization, clarity and clinical utility for the dental practitioner. The article presents a schema of the pathodynamic mechanisms in the formation of tooth surface lesions--three basic physical and chemical mechanisms, their interactions and their dental manifestations.

CONCLUSIONS AND CLINICAL IMPLICATIONS:The use of precise definitions will assist the practitioner in determining the etiology of various tooth surface lesions. Understanding the pathodynamic mechanisms and their many possible interactions, as set forth in the schema, will enable the practitioner to make an accurate differential diagnosis and to provide effective prevention and treatment. It also will assist dentists in communicating more effectively with their colleagues as well as with their patients. In addition, the schema helps identify areas in which future research is indicated.

# Dental attrition

## The prevalence of tooth wear in a cluster sample of adolescent schoolchildren and its relationship with potential explanatory factors.

### 青年期学童の集団サンプルにおける歯の摩耗有病率と潜在的説明要因との関係

Bartlett DW, Coward PY, Nikkah C, Wilson RF.

**目的**：青年期のサンプルを対象として歯の摩耗の有病率を評価すること、および、それらと食事、唾液、逆流性食道炎との関係を評価すること。

**研究デザイン**：単一集団のクラスターサンプルでの疫学研究

**セッティング**：1996年夏のロンドンのある学校

**対象**：11～14歳の学童

**主要評価項目**：摩耗指数（The Smith and Knight tooth wear index：TWI）、唾液因子、食事、逆流性食道炎の症状について、全被験者で記録された。

**結果**：210名の被験者が集まったが、1名は唾液サンプルの提供を拒み、11名は唾液緩衝能分析には不十分な唾液量であった（n=198）。57%(95% 信頼区間：50.3～63.7%) の被験者に10歯以上の摩耗が認められ、平均12%(四分位数範囲6～18%、95% 信頼区間：8～14%) の被験者の歯面に影響していたが、象牙質の関与はまれであった。平均炭酸飲料水摂取量は1日2缶(四分位数範囲1～3)であったが、TWI との相関関係はなかった (r=-0.09、P=0.19)。また、TWI と唾液量 (r=-0.02、P=0.78)、あるいは唾液緩衝能 (r=-0.02、P=0.76) との相関関係もなかった。逆流性食道炎の既往がある者 (n=27) はない者 (平均値5、四分位数範囲2～9、P=0.06) と比べ、上顎の TWI が高い傾向がみられた (平均値8、四分位数範囲2～13)。

**結論**：歯の摩耗は青年期に共通してみられ、食事による酸や唾液緩衝能、逆流性食道炎の症状と歯の摩耗との関係は複雑であり、よりいっそうの調査が必要とされる。 （Br Dent J 1998 ;184( 3 ):125-129.）

---

OBJECTIVE:To assess the prevalence of tooth wear in adolescents and its relationship with diet, saliva and gastro-oesophageal reflux.
DESIGN:Single centre cluster sample epidemiological study.
SETTING:A school in London in the summer of 1996.
SUBJECTS:11-14-year-old schoolchildren.
MAIN OUTCOME MEASURES:The Smith and Knight tooth wear index (TWI), salivary factors, diet and symptoms of gastro-oesophageal reflux were recorded for all subjects.
RESULTS:Results were obtained from 210 subjects. One subject refused to provide a saliva sample and 11 subjects provided insufficient saliva for analysis of buffering power (n = 198). 57% (95% confidence intervals 50.3-63.7%) of subjects had tooth wear on more than ten teeth and a median 12% (interquartile range 6-18%, 95% confidence intervals 8-14%) of surfaces were affected. However, dentine involvement was rare. The median intake of carbonated drinks was 2 cans (interquartile range 1-3) a day. However, there was no correlation with TWI (r = -0.09, P = 0.19). There was no relationship between tooth wear index (TWI) and salivary flow rate (r = -0.02, P = 0.78) or buffering capacity (r = -0.02, P = 0.76). A trend was observed for those with a reported history of regurgitation (n = 27) to have a higher maxillary TWI (median 8, interquartile range 2-13) compared with those who did not (5, 2-9, P = 0.06).
NCLUSIONS:Tooth wear is common in adolescents and the relationship with dietary acid, salivary buffering and symptoms of gastro-oesophageal reflux is complex and requires further investigation.

## スウェーデンの成人における切縁および咬合面の咬耗の罹患度と重症度

　1983年に、20、30、40、50、60、70、80歳台の歯のある者を対象とし、スウェーデンのJönköpingから無作為に585人選択した。歯の切縁または咬合面の咬耗の程度は、以下の基準に従って歯を1本ずつ、それぞれ評価した。
0：咬耗がない、またはエナメル質のごくわずかな咬耗
1：明らかなエナメル質の咬耗または1箇所の象牙質に達する咬耗
2：歯冠高径の1/3以下の象牙質の咬耗
3：歯冠高径の1/3を超える象牙質の咬耗または歯冠修復材料の過度な咬耗
　咬耗がない、もしくは切縁と咬合面のエナメル質のごくわずかな咬耗のみを認めるものは20歳台で35%だった。また、30歳台では20%、40歳台は32%、50歳台は18%、60歳台は14%、70歳台は26%、80歳台は23%であった。基準1～3に準拠する者はそれぞれ20歳台：13%、30歳台：20%、40歳台：16%、50歳台：24%、60歳台：23%、70歳台：23%、80歳台：23%であった。男性は女性より咬耗が認められ、男性は20歳台と60歳台を除いて女性と比較して有意に咬耗が認められた。20歳台の6%に基準2を示す歯が1本以上認められた。また30歳台で10%、70歳台で31%認められた。基準3を示したものは全体で2%であった。摩耗や咬耗は年齢が上がるにつれて多く認められた。また年齢が上がるにつれて歯列内の咬耗の状態に変化が認められた。

（Hugoson A, et al. Acta Odontol Scand 1988;46( 5 ):255-265.）

## 若年者の2年間の歯の咬耗の変化

**問題提示**：あらゆる硬組織の欠損過程は重要であるが、咬合面の摩耗への関心が高い。
**研究目的**：若年成人18名のエナメル質摩耗率について、エナメル質喪失量と平均喪失深度を用いてそれぞれ2年以上の測定を行った。摩耗に関して、性別間や臨床的ブラキシズムの有無により違いがあるか統計学的に検証した。
**材料および方法**：厳密なプロトコールで印象採得しエポキシ樹脂模型を製作、非接触針で模型の情報をコンピュータ上でデジタル化した。解析ソフトはAnSurを用い咬耗ファセットの形態学的変化を検証した。
**結果**：すべての歯における1年間の平均エナメル質喪失量は0.04mm$^3$であり、深さは10.7μmであった。
**結論**：平均エナメル質喪失量は、2年の累積的咬耗でおよそ2倍であった。

（Pintado MR, et al. J Prosthet Dent 1997;77( 3 ):313-320.）

# Dental attrition

## 20年の追跡調査期間によるブラキシズムや他の口腔異常機能と歯の咬耗の予測因子

**目的**：早期から20年間観察されてきた被験者群におけるブラキシズムや、他の口腔異常機能と歯の咬耗の予測因子を解析すること。

**方法**：7歳以上、11歳以上、15歳以上の無作為に抽出された402名を対象に、臨床的調査と質問表による調査を行った。20年後、当初の94%が追跡でき、320名(85%)が調査完了、質問表を回収した。最年長の15歳群では初期グループのうち100名(81%)が咬合の要因や咀嚼システムの機能と機能障害に着目した臨床的検査が行われた。予測因子の解析には20年間のフォローアップ時のいくつかの口腔異常習癖と咬耗が算出され、ロジスティック回帰分析では最初の検査を独立変数として使用した。

**結果**：幼年期のブラキシズム(昼間のクレンチングおよび/または夜間のグラインディングと定義)の自覚、咬みしめのみ、夜間グラインディングのみ、爪咬み、および/またはその他の異常機能は、20年後における同じ口腔異常習癖の予測因子となった。別の予測因子にはブラキシズムの2つの要素があった。つまり夜間の歯ぎしりと昼間のクレンチングである。幼少期に遠心咬合(Angle Class IIの不正咬合)で咬耗がある者は、成人期にも咬耗が増大すると予測できた。非作業側の干渉をもつ者は、そのような干渉がない者に比べ前歯の咬耗が少なかった。幼少期の口腔異常機能は多くの被験者において継続する可能性がある。幼少期に遠心咬合(Angle Class IIの不正咬合)で咬耗がある者は、20年後に前歯に咬耗が増加することが予測される一方で、非作業側の干渉は35歳の被験者においてそのようなリスクは少なかった。

(Carlsson GE, et al. J Orofac Pain 2003;17(1):50-57.)

## 白人の摩耗歯と非摩耗歯における解剖学的歯冠幅径/長径比

**問題提示**：歯の幅径の概念は、1世紀にわたり利用されてきた。しかし、歯冠幅径/長径比のような重要かつ臨床に関連した審美歯科学的側面は、歯の形態学において近年まで提示されてこなかった。

**目的**：この研究の目的は、歯冠幅径、歯冠長径、歯冠幅径/長径比に関して上顎歯列の4つのグループ(中切歯、側切歯、犬歯と第一小臼歯)の解剖的歯冠を分析し、これらのパラメータがどのように切歯の切端の摩耗に影響するかについて検討することである。

**材料および方法**：白人の被験者からの上顎前方歯の抜去歯146本(中切歯44本、側切歯41本、犬歯38本、第一小臼歯23本)を標準化したデジタル画像により、最大近遠心幅径「W」(mm)を測定し、最大切端-歯頸部間長または最大咬合面-歯頸部間長「L」(mm)を測定した。歯冠幅径/長径比「R」(%)は、おのおのの歯で算出した。One-way ANOVA(分散分析)は、小臼歯を除いた摩耗歯と非摩耗歯サブグループでのW、LとRの平均値を比較するのに用いられた。また、多重比較検定(信頼レベル95%)は、統計学的有意差を検定するために適用された。

**結果**：同名歯内において、W(幅)の平均値は切端の摩耗による影響を認めなかった。最大歯冠幅は、それぞれ中切歯(9.10～9.24mm)、犬歯(7.90～8.06mm)、側切歯(7.07～7.38mm)であった。小臼歯(7.84mm)は、犬歯と摩耗した側切歯と同程度の歯冠幅径であった。切端の摩耗(摩耗歯は非摩耗歯よりも短い)により、L値は、側切歯を除いて統計学的影響を認めた。最大歯冠長は、非摩耗中切歯(11.69mm)、非摩耗犬歯(10.83mm)、摩耗中切歯(10.67mm)、摩耗犬歯(9.90)であり、非摩耗側切歯と摩耗側切歯(9.34～9.55mm)および小臼歯(9.33mm)であった。歯冠幅/歯冠長比率も、有意差を示した。もっとも高い値は、摩耗中切歯(87%)と小臼歯(84%)であった。後者は摩耗犬歯(81%)とも類似していた。また、摩耗側切歯(79%)と非摩耗中切歯(78%)とで均一群を確立した。歯冠幅径/長径比のもっとも低い値は、非摩耗犬歯と非摩耗側切歯(どちらも73%)であった。

**結論**：歯の審美に関係する他の特異的で客観的なパラメータのように、本研究のW(近遠心歯冠長)、L(切端-歯頸部歯冠長)とR(歯冠幅径/長径比)の平均値は、白人患者の歯冠修復歯科学と歯周手術の治療計画のためのガイドラインとして用いられる可能性がある。

(Magne P, et al. J Prosthet Dent 2003;89(5):453-461.)

TMD・咬合のための重要12キーワード

# 2 Implant occlusion
インプラントの咬合

インプラントの上部構造に付与する咬合に関して、さまざまな考え方が提唱されてきたが、十分な科学的根拠に基づいたものは少なく、臨床的経験に基づいたものが多い。インプラントは歯根膜が欠如し、骨と直接結合していることから、動揺せず、衝撃吸収機能が失われている。また、歯根膜にある自己受容機能の欠如により、神経筋機構による力の制御が劣ることから、不必要に大きな力がかかる可能性もある。ブラキシズムや過度の咬合力によるオーバーロードに注意し、問題なく機能しているか経過観察が重要である。

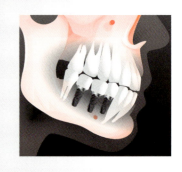

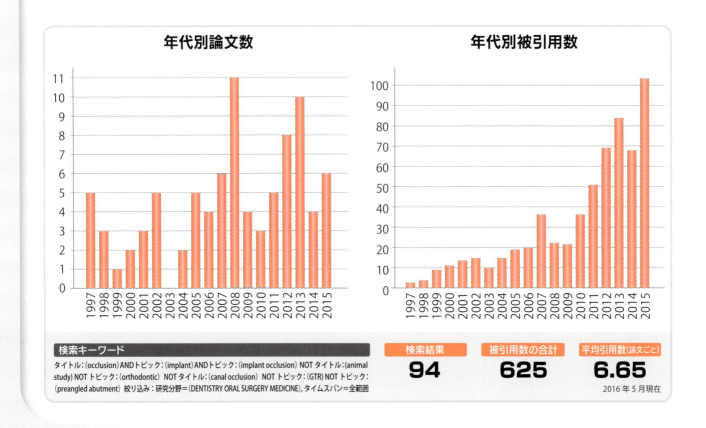

**検索キーワード**
タイトル：（occlusion）AND トピック：（implant）AND トピック：（implant occlusion）NOT タイトル：（animal study）NOT トピック：（orthodontic）NOT タイトル：（canal occlusion）NOT トピック：（GTR）NOT トピック：（preangled abutment）絞り込み：研究分野＝（DENTISTRY ORAL SURGERY MEDICINE）、タイムスパン＝全範囲

| 検索結果 | 被引用数の合計 | 平均引用数(論文ごと) |
|---|---|---|
| 94 | 625 | 6.65 |

2016年5月現在

# **②** *Implant occlusion*

## トムソン・ロイターが選んだベスト**20**論文

| | タイトル・和訳 | 2012年 | 2013年 | 2014年 | 2015年 | 合計引用数 | 平均引用数（1年ごと） |
|---|---|---|---|---|---|---|---|
| 引用数 **1位** | Hebel KS, Gajjar RC. Cement-retained versus screw-retained implant restorations: achieving optimal occlusion and esthetics in implant dentistry. J Prosthet Dent 1997 ;77( 1 ):28-35.<br>セメント固定対スクリュー固定インプラント修復：インプラント歯科学における最適な咬合と審美の達成 | 14 | 22 | 16 | 27 | 215 | 10.75 |
| 引用数 **2位** | Stanford CM, Brand RA. Toward an understanding of implant occlusion and strain adaptive bone modeling and remodeling. J Prosthet Dent 1999;81( 5 ):553-561.<br>インプラント咬合および負荷に適応可能な骨のモデリングとリモデリングの理解へ向けて | 8 | 6 | 5 | 10 | 72 | 4 |
| 引用数 **3位** | Carlsson GE. Dental occlusion: modern concepts and their application in implant prosthodontics. Odontology 2009;97( 1 ): 8 -17.<br>咬合：近代的概念とインプラント補綴学への応用 | 9 | 10 | 4 | 5 | 40 | 5 |
| 引用数 **4位** | Taylor TD, Wiens J, Carr A. Evidence-based considerations for removable prosthodontic and dental implant occlusion: a literature review. J Prosthet Dent 2005;94( 6 ):555-560.<br>歯科補綴学および歯科インプラント咬合に関する根拠に基づく考察：文献レビュー | 3 | 6 | 3 | 4 | 32 | 2.67 |
| 引用数 **5位** | Wie H. Registration of localization, occlusion and occluding materials for failing screw joints in the Brånemark implant system. Clin Oral Implants Res 1995; 6 ( 1 ):47-53.<br>ブローネマルクインプラントシステムにおけるスクリュー結合喪失時の位置、咬合、咬合面の材質の記録 | 0 | 1 | 1 | 2 | 31 | 1.41 |
| 引用数 **6位** | Carlsson GE. Some dogmas related to prosthodontics, temporomandibular disorders and occlusion. Acta Odontol Scand 2010;68( 6 ):313-322.<br>歯科補綴学、顎関節症および咬合に関するドグマ | 5 | 4 | 3 | 10 | 23 | 3.29 |
| 引用数 **7位** | Tawil G. Peri-implant bone loss caused by occlusal overload: repair of the peri-implant defect following correction of the traumatic occlusion. A case report. Int J Oral Maxillofac Implants 2008;23( 1 ):153-157.<br>咬合過荷重によって起こるインプラント周囲骨の喪失：外傷性咬合治療後のインプラント周囲喪失骨の修復（症例報告） | 5 | 4 | 7 | 1 | 20 | 2.22 |

# TMD・咬合のための重要12キーワード（関連性の高い論文和訳）

## トムソン・ロイターが選んだベスト**20**論文

| | タイトル・和訳 | 2012年 | 2013年 | 2014年 | 2015年 | 合計引用数 | 平均引用数（1年ごと） |
|---|---|---|---|---|---|---|---|
| 引用数 **8**位 | Koos B, Godt A, Schille C, Göz G. Precision of an instrumentation-based method of analyzing occlusion and its resulting distribution of forces in the dental arch. J Orofac Orthop 2010;71( 6 ):403-410.<br>咬合分析測定器の精度および歯列弓での咬合力分布の結果 | 2 | 6 | 1 | 8 | 19 | 2.71 |
| 引用数 **9**位 | Gross MD. Occlusion in implant dentistry. A review of the literature of prosthetic determinants and current concepts. Aust Dent J 2008;53 Suppl  1 :S60-68.<br>インプラントの咬合．補綴的決定因子と近年の概念に関する文献レビュー | 5 | 5 | 1 | 5 | 19 | 2.11 |
| 引用数 **10**位 | Akpinar I, Anil N, Parnas L. A natural tooth's stress distribution in occlusion with a dental implant. J Oral Rehabil 2000;27( 6 ):538-545.<br>歯科インプラントを有する咬合における天然歯の咬合力分散 | 1 | 1 | 4 | 0 | 14 | 0.82 |
| 引用数 **11**位 | Rilo B, da Silva JL, Mora MJ, Santana U. Guidelines for occlusion strategy in implant-borne prostheses. A review. Int Dent J 2008;58( 3 ):139-145.<br>インプラント支台補綴装置における咬合接触に関するガイドライン（レビュー） | 2 | 4 | 3 | 1 | 13 | 1.44 |
| 引用数 **12**位 | Klineberg IJ, Trulsson M, Murray GM. Occlusion on implants - is there a problem? J Oral Rehabil 2012;39( 7 ):522-537.<br>インプラントの咬合—そこに問題はあるのか？ | 1 | 2 | 3 | 6 | 12 | 2.4 |
| 引用数 **13**位 | Gittelson GL. Vertical dimension of occlusion in implant dentistry: significance and approach. Implant Dent 2002;11( 1 ):33-40.<br>インプラント歯科学における咬合高径：意義と手法 | 1 | 1 | 1 | 1 | 11 | 0.73 |
| 引用数 **14**位 | Stanford CM. Issues and considerations in dental implant occlusion: what do we know, and what do we need to find out? J Calif Dent Assoc 2005;33( 4 ):329-336.<br>歯科インプラントの咬合における問題と考察：これまでの知見および今後得るべき知見 | 2 | 1 | 1 | 1 | 10 | 0.83 |

## ② *Implant occlusion*

# トムソン・ロイターが選んだベスト**20**論文

| タイトル・和訳 | 2012年 | 2013年 | 2014年 | 2015年 | 合計引用数 | 平均引用数（1年ごと） |
|---|---|---|---|---|---|---|
| **引用数 15位** Heydecke G, Akkad AS, Wolkewitz M, Vogeler M, Türp JC, Strub JR. Patient ratings of chewing ability from a randomised crossover trial: lingualised vs. first premolar/canine-guided occlusion for complete dentures. Gerodontology 2007;24( 2 ):77-86. **ランダマイズドクロスオーバー試験による咀嚼能力の患者評価：全部床義歯のためのリンガライズドオクルージョン対第一小臼歯 / 犬歯誘導咬合** | 2 | 4 | 1 | 1 | 9 | 0.9 |
| **引用数 16位** McNeill C. Occlusion: what it is and what it is not. J Calif Dent Assoc 2000;28(10):748-758. **咬合：その本質と現象** | 0 | 2 | 1 | 0 | 9 | 0.53 |
| **引用数 17位** Nagashima H, Orz Y, Okudera H, Kobayashi S, Ichinose Y. Remission of hemifacial spasm after proximal occlusion of vertebro-basilar dissecting aneurysm with coils: case report. J Clin Neurosci 2001; 8 ( 1 ):43-45. **コイルを用いた椎骨脳底解離動脈瘤の近位咬合後の片側顔面痙攣の寛解：症例報告** | 1 | 0 | 0 | 2 | 8 | 0.5 |
| **引用数 18位** Ohkubo C, Morokuma M, Yoneyama Y, Matsuda R, Lee JS. Interactions between occlusion and human brain function activities. J Oral Rehabil 2013;40( 2 ):119-129. **人体の脳機能活動と咬合の相互作用** | 0 | 1 | 3 | 2 | 7 | 1.75 |
| **引用数 19位** Misch CE, Bidez MW. Implant-protected occlusion. Pract Periodontics Aesthet Dent 1995; 7 ( 5 ):25-29. **インプラント保護咬合** | 0 | 1 | 0 | 1 | 7 | 0.32 |
| **引用数 20位** Abduo J. Safety of increasing vertical dimension of occlusion: a systematic review. Quintessence Int 2012;43( 5 ):369-380. **咬合高径増加の安全性：システマティックレビュー** | 0 | 0 | 3 | 3 | 6 | 1.2 |

# Cement-retained versus screw-retained implant restorations: achieving optimal occlusion and esthetics in implant dentistry.

## セメント固定対スクリュー固定インプラント修復：インプラント歯科学における最適な咬合と審美の達成

Hebel KS, Gajjar RC.

**問題提示**：最適な咬合と審美は補綴治療のゴールである。インプラント歯科治療も例外ではない。

**論文の目的**：本論文の目的は、スクリュー固定インプラントとセメント固定インプラントの選択が咬合と審美性にどのような影響を与えるのかを検討することである。

（J Prosthet Dent 1997;77(1):28-35.）

---

STATEMENT OF PROBLEM:Optimal occlusion and esthetics are goals in prosthetic treatment. Implant dentistry is no exception.
PURPOSE OF ARTICLE:The purpose of this article is to discuss how the choice to use screw-retained or cement-retained implants dramatically influences the occlusion and esthetics.

## ② *Implant occlusion*

# Toward an understanding of implant occlusion and strain adaptive bone modeling and remodeling.

インプラント咬合および負荷に適応可能な骨のモデリングとリモデリングの理解へ向けて

Stanford CM, Brand RA.

**問題提示**：歯科インプラントでのオッセオインテグレーションの失敗率は、高度に萎縮した上顎において高い。高い失敗率が負荷への適応と関係があると仮定すると、荷重に対する形成性骨反応（モデリング）とインテグレーション状態の維持（リモデリング）をよく理解することが、治療をよりよいものにしていくはずである。
**目的**：安定した海綿骨における長期的なオッセオインテグレーションに対する咬合荷重の役割を理解するため、海綿骨の反応に着目し、適応による骨のモデリングとリモデリングの特徴のレビューを行った。
**結論**：上顎における歯科インプラントの長期的な安定性の維持は、適正な局所材料（強度）と構造上（結合性）の特性を維持するための骨梁の性状による。結論として、インプラント周囲環境への咀嚼による荷重に対して、骨梁がどのような反応を起こすのかを解明することが現時点で注目されている。

（J Prosthet Dent 1999;81(5):553-561.）

STATEMENT OF PROBLEM:Dental implant failure rates for osseointegration are greater in the highly atrophic maxilla. Presuming higher failure rates relate to strain-driven adaptation, an enhanced understanding of formative bone response to loading (modeling) and maintenance of an integrated state (remodeling) should improve treatment.
PURPOSE:To understand the role of occlusal loading on long-term osseointegration in areas of compromised cancellous bone, a review of the salient features of adaptive bone modeling and remodeling is presented with an emphasis on cancellous bone responses.
CONCLUSIONS:The ability for dental implants to maintain a long-term stable interface in the maxilla lies in the ability of trabecular bone to maintain adequate local material (strength) and architectural (connectivity) properties. In this discussion, an emphasis has been placed on understanding how trabecular bone can respond to the mastication-induced loading environment on an implant.

# TMD・咬合のための重要12キーワード（関連性の高い論文和訳）

## Dental occlusion: modern concepts and their application in implant prosthodontics.

## 咬合：近代的概念とインプラント補綴学への応用

Carlsson GE.

　本論文の目的は、Pubmed と Cochrane library を用いてインプラント補綴治療に関する咬合のさまざまな観点についての文献をレビューすることである。インプラントと補綴治療に関する文献数が多くみられ、咬合デザインや咬合の特性が治療結果に与える影響についてのランダム化比較試験やコクランレビューは見つからなかった。それゆえ、エビデンスレベルの低い研究や文献を今回のレビューの主要パートに取り入れた。インプラントは天然歯よりも優れているという広く知られている考えは、近年行われた 2 つのコンセンサス会議により否定されており、インプラント治療の長期的結果は天然歯のものよりも劣るといわれている。インプラント治療を含めた調和した天然歯と修復物の適正な咬合状態について、コントロールされた研究は存在しなかった。フェイスボウや調節性咬合器を用いた高度な顎間関係の記録法が、単純な方法と比較して臨床的結果がいいという根拠はなかった。本論文ではインプラント支台補綴装置の咬合、咬合面の材質、カンチレバー、咬合のリスクファクターについても述べている。本レビューの範囲内でさまざまな要因がインプラントの失敗やインプラント周囲骨の喪失に影響を及ぼす可能性があるものの、それらの因子の相対的な重要性はほとんどわかっていないと結論づけられた。しかしながら、咬合因子や咬合の詳細は、インプラント修復の結果に対して、一般的にはほとんど重要性はないようだ。シンプルな顎間記録法やさまざまな咬合論を用いても、咬合はうまく管理することができる。

（Odontology 2009;97( 1 ): 8 -17.）

> The aim of this article was to review the literature on various aspects of occlusion related to implant prosthodontics, using PubMed and the Cochrane library. Even if the number of studies on implants and prosthodontics is very large, no randomized controlled trials or Cochrane reviews were found on the possible influence of occlusal design or characteristics of occlusion on treatment outcome. Therefore, studies and articles of a lower evidence level were accepted as the main part of the review. The widely spread opinion that implants are superior to natural teeth was refuted by two recent consensus conferences, which concluded that the long-term outcome of implant restorations is not better than that of natural teeth. No controlled studies on the optimal features of a harmonious natural and/or restored occlusion, including implant prostheses, were found. Nor was there any evidence that more sophisticated methods in jaw registration, e.g., using face-bows and adjustable articulators, compared with simpler methods, will yield better clinical prosthodontic results. This article discusses, among other things, concepts of occlusion of implant-supported restorations, occlusal material, cantilevers, and occlusal risk factors. Within the limitations of the review, it was concluded that many factors can influence implant failure and peri-implant bone loss but that little is known of the relative importance of such factors. Most probably, however, occlusal factors and details of occlusion are in general of minor importance for the outcome of implant restorations. Occlusion can be managed successfully by using simple methods for jaw registration and different occlusal concepts.

# 2 Implant occlusion

## Evidence-based considerations for removable prosthodontic and dental implant occlusion: a literature review.

### 歯科補綴学および歯科インプラントの咬合に関する根拠に基づく考察：文献レビュー

Taylor TD, Wiens J, Carr A.

歯科の文献は、咬合、咬合様式、概念、そして病的で摩耗し、損傷した咬合を治し修復する方法についての議論で埋め尽くされている。古くから、これらの議論は経験によるものであり、科学的な根拠に基づいていない。文献には経験的特徴が記載されているため、咬合を学ぶことは、歯学部生や卒後の歯科医師にとって非常に複雑で困難である。オッセオインテグレーションインプラントの導入は、この状況をさらに複雑にしている。歯科医は天然歯列の咬合論をインプラント支持型修復装置に適用させようとする。これは成功するかもしれないが、この原理は複雑な、あるいは単純すぎる治療プロトコルや治療結果に終わってしまうかもしれない。インプラント治療に関連した新たな科学的文献があり、それはインプラント支持型修復装置の治療プロトコルや補綴デザインを形作るのに役立つかもしれない。本レビューはクラシックな可撤性補綴装置に関する文献や可撤性補綴装置の咬合、インプラントの咬合に関する現在の科学的文献に焦点を当てている。著者らは1996年以前の論文査読のある英語文献をできるだけ包括的にレビューし、1996年以降のものはMedlineを用いてレビューを行った。文献の電子検索はレビューに適した文献を得るために、Medlineで「animal studies, case series, clinical trials, cohort studies, complete denture occlusion, dental implant function, dental implant occlusion, dental implant occlusion research, dental implant functional loading, dental implants, dental occlusion, dental occlusion research, denture function, denture occlusion, dentures, implant function, implant functional loading, implant occlusion, occlusion, removable partial denture occlusion」のキーワードを組み合わせて行った。合計して5447件の英語のタイトルの文献が得られたが、多くが重複していたためハンドサーチを行い、文献の識別を行った。

(J Prosthet Dent 2005;94(6):555-560.)

> The dental literature is filled with discussions of dental occlusion, occlusal schemes, philosophies, and methods to correct and restore the diseased, worn, or damaged occlusion. Traditionally, these discussions have been empirical in nature and not based on scientific evidence. Due to the empirical nature of the literature, the study of occlusion has been extremely complex and troublesome to both pre- and post-doctoral students. The introduction of osseointegrated implants has further complicated the situation. Dentists may apply the principles of occlusion for the natural dentition directly to implant-supported and retained restorations. Although this may be successful, this rationale may result in overly complex or simplified treatment protocols and outcomes. There is an emerging body of scientific literature related to dental implant therapy that may be useful in formulating treatment protocols and prosthesis designs for implant-supported restorations. This review focuses on some of the "classic" removable prosthodontic literature and the currently available scientific literature involving removable prosthodontic occlusion and dental implant occlusion. The authors reviewed the English peer-reviewed literature prior to 1996 in as comprehensive manner as possible, and material after 1996 was reviewed electronically using MEDLINE. Electronic searches of the literature were performed in MEDLINE using key words-animal studies, case series, clinical trials, cohort studies, complete denture occlusion, dental implant function, dental implant occlusion, dental implant occlusion research, dental implant functional loading, dental implants, dental occlusion, dental occlusion research, denture function, denture occlusion, dentures, implant function, implant functional loading, implant occlusion, occlusion, and removable partial denture occlusion-in various combinations to obtain potential references for review. A total of 5447 English language titles were obtained, many of which were duplicates due to multiple searches. Manual hand searching of the MEDLINE reference list was performed to identify any articles missed in the original search.

# TMD・咬合のための重要12キーワード（関連性の高い論文和訳）

## ブローネマルクインプラントシステムにおける
## スクリュー結合喪失時の位置、咬合、咬合面の材質の記録

　本研究は、オスロ大学歯学部におけるオッセオインテグレートした補綴装置の機能荷重後の定期的なフォローアップのデータに基づいている。56名の患者に埋入した240本のインプラントを荷重開始後2～4ヵ月で評価し、治療経過を情報収集用のプロトコルフォームに記入した。検査内容は口腔衛生、軟組織と硬組織の病的な変化、咬合面に使用した材質、オクルーザルデザインおよび技術的・機械的失敗である。CeraOne single-tooth prostheses（セラ-ワンの単根歯補綴装置）を除いて、インプラントとスクリューのジョイントの可動性の診査のために、すべての補綴装置を外した。83％のインプラントは顎骨の上下前頭面断でみられた。本研究におけるインプラントの生存率は94％であり、オッセオインテグレーテッドインプラントシステムの中で臨床的に容認できるレベルであった。プラークと軟組織の偶発症は少なく、インプラントの早期喪失とは関連がないと考えられた。グループファンクションは咬合接触様式の中では多いデザインであり（53.4％）、37％が犬歯誘導、9％が両側性平衡咬合であった。14個のアバットメントスクリューと7個のゴールドスクリューで、常時荷重と最初のフォローアップの間に緩みが認められた。大部分の失敗は対顎の総義歯と咬合する骨結合型ブリッジに起こった。スクリュージョイントの失敗は25％の患者に認められた。つまり、1/4の患者は治療回数が余計に必要であった。失敗は医原性であると考えられ、それらを回避するための手段を議論する必要がある。

（Wie H. Clin Oral Implants Res 1995; 6（1）:47-53.）

## 歯科補綴学、顎関節症
## および咬合に関するドグマ

　この論文の目的は補綴治療と口腔インプラントに関係するドグマを数例供覧し、議論の的である顎関節症の原因論としての咬合の役割を検討することである。世の中の他の分野と同様に、歯科においても新しい知識が急速に発展している。大学での講義はわれわれに多くの役立つことを教えてくれる。しかし時が経ち、いまでも価値があるものは何だろうか。いくつかの方法はしっかりと確立されており、ドグマとよばれるに値するものとなっている。ドグマとは、長く存在し実践されているのにもかかわらず、しっかりとした根拠に支持されていないものを意味する。根拠に基づく歯科治療の時代に、このような問題を精査する必要がある。近年の文献のレビューによると、歯科臨床においてさまざまな一般的な手技に関する矛盾した意見が存在しているのは、主に明白な結果をともなった質のいい研究不足によるためとされている。それゆえに、根拠に基づいた歯科治療のゴールにたどり着くために、より質の高い臨床研究が必要である。歯科界はこのプロセスに積極的な役割を果たすべきである。

（Carlsson GE. Acta Odontol Scand 2010;68（6）:313-322.）

# Implant occlusion

## インプラントの咬合．
## 補綴的決定因子と近年の概念に関する文献レビュー

　今日の臨床家は、咬合荷重の機能的・非機能的な要件を支持するインプラントの数、配置、分配、傾斜について多様な概念に直面している。インプラントの最大もしくは最小本数、軸の傾斜、長さ、支持骨として必要な骨量と骨質のプランニングを行うといった重要な臨床上のジレンマのうち、大部分は質のいい臨床研究による答えが出ていない状態である。最適な補綴設計を計画し、実行することは、インプラント支持型補綴治療に不可欠な事項である。広義には十分な骨支持の確保、インプラントの配置数、長さ、咬合力の分配と角度、スプリンティング、審美的咬合高径、静的・動的な咬合論などの多くの相互に関連する因子を考慮することを含んでいる。咬合荷重とオーバーロードについての近年のコンセプトや研究が、臨床系や生体力学的な研究とともにレビューされ、それらの臨床的な関係性が論議されている。歯とインプラントの機能的・非機能的荷重を支える固有感覚やメカニズムが比較され、部分欠損歯列の修復における近年のコンセプトについて臨床応用がなされている。咬合性外傷と疲労によるマイクロダメージの関連性は、単体あるいは歯周炎やインプラント周囲炎と組み合わせてレビューされており、隣り合ったインプラントや歯の連結、後方支持と中心咬合位や咬合のガイダンスの形態についての臨床的な考察に適用されている。伝統的に天然歯列の咬合修復は、快適性と審美性を提供するために十分な後方支持、咬合高径、偏心運動時のガイダンスのプランニングに対する概念に分けられてきた。相互保護や前歯部離開は治療的様式として受け入れられるようになってきている。これらのコンセプトはほとんど当初からインプラント支持型修復装置の修復に移行されてきた。しかしながら、インプラントと天然歯の支持機構が違うのは明らかであり、インプラント支持型修復装置の最適な治療法に関する多くの疑問が明らかではない。これらは議論され、できるかぎり最良のエビデンスに基づいた近年の臨床原理を提供するよう試みられている。

（Gross MD. Aust Dent J 2008;53 Suppl 1:S60-68.）

## インプラントの咬合
## ― そこに問題はあるのか？

　オーラルリハビリテーションは形態や機能を修復し、健康に影響を与える。歯には、咀嚼や嚥下する食物の咬合感覚、食品の性状や硬さの認識のために発達した触覚や方向特異性がある。咀嚼筋コントロールのための末梢からのフィードバックには、エナメル質象牙質歯髄複合体や歯周組織の受容体を含んでいる。中枢からの反応の変化や歯周組織や他の口腔内の受容体からのフィードバックの結果は、オーラルリハビリテーションの機能や適応にとって有意である。インプラントは、歯周組織や歯周組織受容体のフィードバックがないので、咀嚼運動制御機能は低いものの、患者は十分な機能を得られているようである。さらに、インプラントと天然歯のフルアーチスプリントとを比較すると、明らかな違いはない。インプラントの治療結果の予測は骨の支持に依存する。最適な修復デザインは咬合荷重によるインプラント周囲の骨のリモデリングや骨のひずみに対して重要なようだ。臨床的に骨の喪失が観察される有限要素解析データによってインプラント上部周辺の冠状骨の応力集中が明らかとなった。応力集中は、より急な咬頭傾斜や広い咬合面で増加し、中心窩への荷重や咬合面を狭めることで減少した。咬合面のデザインは咬合面を狭くし、中心咬合接触においては中心窩に荷重をかけ、咬頭傾斜を緩やかにするべきであることが機能・非機能時の側方荷重を小さくするために推奨される。これらの特徴を認識することは、インプラント治療の咬合と関連する潜在的な問題に対処することになるだろう。

（Klineberg IJ, et al. J Oral Rehabil 2012;39(7):522-537.）

## TMD・咬合のための重要12キーワード

# ③ Centric relation
### 中心位

中心位とは、歯の接触位置に無関係で、任意の顎間距離で存在する上下顎の位置関係である。再現性がある程度高く、咬頭嵌合位を示す歯の接触を失った症例の補綴治療や咬合再構成の際に基準位として用いられる点で臨床的に重要である。歴史的に"中心位"という用語には定義が複数存在するため、咬合に関する論文や書物を読む場合や種々の講演を聴講する場合は、まず中心位をどのような定義としているのかに注意する必要がある。

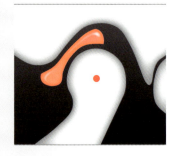

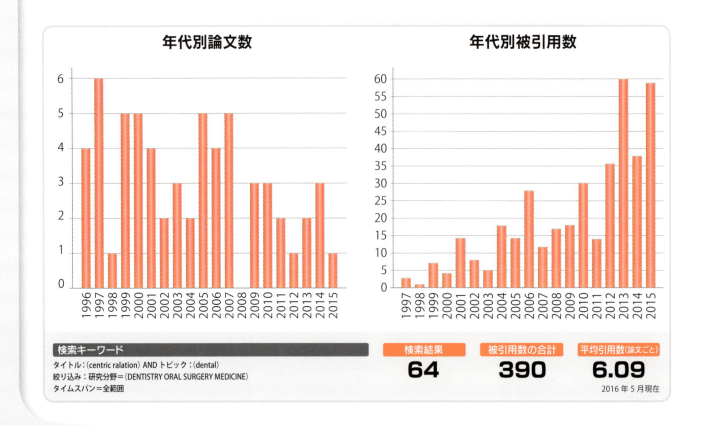

検索キーワード
タイトル：(centric ralation) AND トピック：(dental)
絞り込み：研究分野＝(DENTISTRY ORAL SURGERY MEDICINE)
タイムスパン＝全範囲

検索結果 **64** ／ 被引用数の合計 **390** ／ 平均引用数(論文ごと) **6.09**

2016年5月現在

## ③ Centric relation

# トムソン・ロイターが選んだベスト**20**論文

| タイトル・和訳 | 2012年 | 2013年 | 2014年 | 2015年 | 合計引用数 | 平均引用数（1年ごと） |
|---|---|---|---|---|---|---|
| **引用数 1位** Utt TW, Meyers CE Jr, Wierzba TF, Hondrum SO. A three-dimensional comparison of condylar position changes between centric relation and centric occlusion using the mandibular position indicator. Am J Orthod Dentofacial Orthop 1995;107( 3 ):298-308. 下顎位インジケーターを用いた中心位と中心咬合位間の顆頭位の変化の三次元的比較 | 3 | 4 | 0 | 7 | 38 | 1.73 |
| **引用数 2位** Rinchuse DJ, Kandasamy S. Centric relation: A historical and contemporary orthodontic perspective. J Am Dent Assoc 2006;137( 4 ):494-501. 中心位：歴史的、現代的な矯正歯科的視点 | 2 | 6 | 3 | 5 | 33 | 3 |
| **引用数 3位** Keshvad A, Winstanley RB. An appraisal of the literature on centric relation. Part III. J Oral Rehabil 2001;28( 1 ):55-63. 中心位に関する文献の評価：Part III | 6 | 3 | 5 | 5 | 31 | 1.94 |
| **引用数 4位** Karl PJ, Foley TF. The use of a deprogramming appliance to obtain centric relation records. Angle Orthod 1999;69( 2 ):117-124; discussion 124-125. 中心位記録のためのデプログラミング装置の使用 | 1 | 1 | 1 | 1 | 18 | 1 |
| **引用数 5位** Cordray FE. Centric relation treatment and articulator mountings in orthodontics. Angle Orthod 1996;66( 2 ):153-158. 矯正歯科学における中心位治療と咬合器装着 | 3 | 4 | 1 | 0 | 18 | 0.86 |
| **引用数 6位** Keshvad A, Winstanley RB. An appraisal of the literature on centric relation. Part I. J Oral Rehabil 2000;27(10):823-833. 中心位に関する文献の評価：Part I | 2 | 4 | 2 | 3 | 17 | 1 |
| **引用数 7位** Weffort SY, de Fantini SM. Condylar displacement between centric relation and maximum intercuspation in symptomatic and asymptomatic individuals. Angle Orthod 2010;80( 5 ):835-842. 症候性と非症候性の被験者における中心位と最大咬頭嵌合位の顆頭の変位 | 1 | 2 | 4 | 7 | 15 | 2.14 |

# TMD・咬合のための重要12キーワード（関連性の高い論文和訳）

## トムソン・ロイターが選んだベスト**20**論文

| | タイトル・和訳 | 2012年 | 2013年 | 2014年 | 2015年 | 合計引用数 | 平均引用数（1年ごと） |
|---|---|---|---|---|---|---|---|
| 引用数 8位 | Keshvad A, Winstanley RB. Comparison of the replicability of routinely used centric relation registration techniques. J Prosthodont 2003;12( 2 ):90-101.<br>日常的に利用されている中心位記録法の再現性の比較 | 4 | 3 | 2 | 3 | 15 | 1.07 |
| 引用数 9位 | McKee JR. Comparing condylar position repeatability for standardized versus nonstandardized methods of achieving centric relation. J Prosthet Dent 1997;77( 3 ):280-284.<br>標準的方法と非標準的方法によって記録した顆頭位再現性の比較 | 1 | 2 | 1 | 1 | 15 | 0.75 |
| 引用数 10位 | Rinchuse DJ. A three-dimensional comparison of condylar change between centric relation and centric occlusion using the mandibular position indicator. Am J Orthod Dentofacial Orthop 1995;107( 3 ):319-328.<br>下顎位インジケーターを用いた中心位と中心咬合位の下頭位の変化の三次元的比較 | 1 | 0 | 0 | 2 | 14 | 0.64 |
| 引用数 11位 | Campos AA, Nathanson D, Rose L. Reproducibility and condylar position of a physiologic maxillomandibular centric relation in upright and supine body position. J Prosthet Dent 1996;76( 3 ):282-287.<br>直立状態と仰臥身体位における生理的上下顎中心位の再現性と顆頭位 | 0 | 1 | 1 | 0 | 13 | 0.62 |
| 引用数 12位 | Reyes E, Hildebolt C, Langenwalter E, Miley D. Abfractions and attachment loss in teeth with premature contacts in centric relation: clinical observations. J Periodontol 2009;80(12):1955-1962.<br>中心位での早期接触をともなう歯のアブフラクションとアタッチメントロス：臨床観察 | 3 | 4 | 3 | 2 | 12 | 1.5 |
| 引用数 13位 | Becker CM, Kaiser DA, Schwalm C. Mandibular centricity: centric relation. J Prosthet Dent 2000;83( 2 ):158-160.<br>下顎の中心性：中心位 | 0 | 2 | 0 | 2 | 12 | 0.71 |
| 引用数 14位 | Tarantola GJ, Becker IM, Gremillion H. The reproducibility of centric relation: a clinical approach. J Am Dent Assoc 1997;128( 9 ):1245-1251.<br>中心位の再現性：臨床的アプローチ | 0 | 3 | 1 | 0 | 12 | 0.6 |

## ③ *Centric relation*

# トムソン・ロイターが選んだベスト**20**論文

| タイトル・和訳 | 2012年 | 2013年 | 2014年 | 2015年 | 合計引用数 | 平均引用数（1年ごと） |
|---|---|---|---|---|---|---|
| **引用数 15位** Jasinevicius TR, Yellowitz JA, Vaughan GG, Brooks ES, Baughan LW, Cline N, Theiss LB. Centric relation definitions taught in 7 dental schools: results of faculty and student surveys. J Prosthodont 2000; 9 ( 2 ):87-94. 7つの歯科大学で教えられている中心位の定義：教員と学生の調査結果 | 1 | 1 | 0 | 1 | 11 | 0.65 |
| **引用数 16位** Hidaka O, Adachi S, Takada K. The difference in condylar position between centric relation and centric occlusion in pretreatment Japanese orthodontic patients. Angle Orthod 2002;72( 4 ):295-301. 矯正治療前の日本人患者における中心位と中心咬合位間の顆頭位の違い | 1 | 3 | 1 | 0 | 10 | 0.67 |
| **引用数 17位** Nassif NJ, al-Ghamdi KS. Managing bruxism and temporomandibular disorders using a centric relation occlusal device. Compend Contin Educ Dent 1999;20(11):1071-1074,1076,1078. 中心咬合位での口腔内装置を用いたブラキシズムおよび顎関節症の管理 | 0 | 1 | 0 | 0 | 10 | 0.56 |
| **引用数 18位** He SS, Deng X, Wamalwa P, Chen S. Correlation between centric relation-maximum intercuspation discrepancy and temporomandibular joint dysfunction. Acta Odontol Scand 2010;68( 6 ):368-376. 中心位と最大咬頭嵌合位のずれと顎関節機能不全の相互関係 | 1 | 0 | 4 | 4 | 9 | 1.29 |
| **引用数 19位** Keshvad A, Winstanley RB. An appraisal of the literature on centric relation. Part II. J Oral Rehabil 2000;27(12):1013-1023. 中心位に関する文献の評価：Part II | 0 | 2 | 1 | 1 | 9 | 0.53 |
| **引用数 20位** Braun S, Marcotte MR, Freudenthaler JW, Hönigle K. An evaluation of condyle position in centric relation obtained by manipulation of the mandible with and without leaf gauge deprogramming. Am J Orthod Dentofacial Orthop 1997;111( 1 ):34-37. リーフゲージの有無による下顎マニピュレーションによる中心位での顆頭位の評価 | 0 | 0 | 0 | 0 | 8 | 0.4 |

# TMD・咬合のための重要12キーワード（関連性の高い論文和訳）

## A three-dimensional comparison of condylar position changes between centric relation and centric occlusion using the mandibular position indicator.

### 下顎位インジケーターを用いた中心位と中心咬合位間の顆頭位の変化の三次元的比較

Utt TW, Meyers CE Jr, Wierzba TF, Hondrum SO.

　下顎位インジケーター(MPI)は、矯正治療前の、107名の被験者の中心位(CR)と中心咬合位(CO)間の顆頭位を比較するために使用された。MPIデータはCR-CO間の差の頻度、方向、大きさを決定するために調査され、またデータによって被験者のアングル分類、ANB角の計測、年齢、性別との相関関係が分析された。1名の被験者(0.9%)のみ、すべての3平面(矢状面、水平面、前頭面)内でCR-CO差が計測されなかった。6名の被験者(5.6%)では、矢状面内の測定差を除き、顆頭位の変化が見られた。20名の被験者(18.7%)が上下(SI)または前後(AP)の少なくとも2.0mmの顆頭変位を片側、または両側で経験した。17名(15.9%)が0.5mm以上の顆頭レベルで横へのシフトを示した。CO-CRの変化量またはその方向を比較したとき、31名のⅠ級咬合被験者と72名のⅡ級咬合被験者間には統計的な差はみられなかった。CO-CR差の量は、APの変位(x = 0.61 mm)のより大きいSI変位(x = 0.84 mm)量で左右側ほぼ同一であった。左右の顆頭運動間には弱い相関関係がみられた。平均横CO-CRの差異は0.27mmであった。患者の年齢、ANB角、性別、またはアングルの分類は、顆頭レベルの頻度、大きさ、またはCO-CRの変化方向を予測するために使用することはできない。

（Am J Orthod Dentofacial Orthop 1995;107(3):298-308.）

---

The mandibular position indicator (MPI) was used to compare condylar position between centric relation (CR) and centric occlusion (CO) for 107 patients before orthodontic treatment. The MPI data were examined to determine frequency, direction, and magnitude of CO-CR difference; and data were analyzed for possible correlation to the patient's Angle classification, ANB angular measurement, age, or gender. Only one patient (0.9%) had no measurable CO-CR difference in all three spatial planes. Six subjects (5.6%) showed a shift in condylar position in the transverse plane without a measurable difference in the sagittal plane. Twenty patients (18.7%) experienced a superoinferior (SI) or anteroposterior (AP) condylar displacement of at least 2.0 mm on one or both sides; 17 (15.9%) displayed a transverse shift at the level of the condyles of 0.5 mm or greater. No statistical difference was found between the 31 patients with Class I malocclusions and 72 patients with Class II malocclusions when comparing the amount or direction of CO-CR change. The amount of CO-CR difference was nearly identical for right and left sides with the amount of SI displacement (x = 0.84 mm) consistently greater than AP displacement (x = 0.61 mm). Only weak correlations were found between movements of right and left condyles. The average transverse CO-CR difference was 0.27 mm. Patient age, ANB angle, gender, or Angle classification cannot be used to predict frequency, magnitude, or direction of CO-CR changes at the level of the condyles.

# Centric relation: A historical and contemporary orthodontic perspective.

## 中心位：歴史的、現代的な矯正歯科学的視点

Rinchuse DJ, Kandasamy S.

**背景**：中心位（CR）は一世紀以上にわたって歯科における論争の対象となっている。少なくとも過去40年間では、CRに関する問題は矯正歯科医師を対象としていた。CRの定義は過去半世紀にわたって後方、最後方、そしてほとんどの場合には上方位から前上方位へと変化してきた。

**研究レビューのタイプ**：著者はCRの歴史と現代的な歯列矯正学的視点を取り上げた。このレビューのためのソースは文献や研究から主に由来し、著者は過去30年それらを蓄積してきた。CRのトピックに関するエビデンスベース（EB）モデルレベル3（systemic）レビューはないため、このテーマに関するもっとも良いエビデンスはEBレベル2（経験に加えて利用可能で最良のサンプル調査）における検査や評価から収集された。そしてCRのトピックに関して十分でクオリティの高いレベル2のEBモデル情報により、著者は関連する研究の科学的エビデンスに基づき結論づける。

**結果**：CR記録の信頼性が実証されてきたが、有効なCR記録法にはエビデンスによる支持がほとんどない。加えて、集団ベースのサンプル調査と国際会議での声明によると、関節窩またはCRの位置に関連して、顎関節（TMJ）顆の位置が顎関節障害の診断とはならないという見解を支持している。ナソロジック記録と、CRと最大咬頭嵌合位の不一致を見るために、前上方CR位置での顆頭位で咬合器に装着された矯正患者の歯科用模型を使用する利点はほとんど無いように思われる。

**臨床的意義**：矯正治療でナソロジックCR記録と咬合器を使用する利点は、科学的証拠によって立証されない。

(J Am Dent Assoc 2006;137(4):494-501.)

---

BACKGROUND: Centric relation (CR) has been a controversial subject in dentistry for more than a century. For at least the past four decades, issues involving CR have been of interest to orthodontists. The definition of CR has changed over the past half-century from a retruded, posterior and, for the most part, superior condyle position to an anterior-superior condyle position.

TYPE OF STUDIES REVIEWED: The authors addressed the historical and contemporary orthodontic perspective of CR. The source material for this review came mainly from literature and searches the lead author accumulated over the last 30 years. As there is no evidence-based (EB) model level 3 (systemic) review on the topic of CR, the best evidence on this subject was gleaned only from a thorough examination and evaluation at EB model level 2 (experience plus best available sample studies). There was, however, enough high-quality EB model level 2 information on the topic of CR for the authors to draw conclusions on the basis of a scientific appraisal of relevant research.

RESULTS: Although the reliability of CR records has been substantiated, the records' validity has little to no evidentiary support. In addition, population-based sample studies and consensus statements from national conferences support the view that the positions of the temporomandibular joint (TMJ) condyles in relation to the glenoid fossa or CR position are not diagnostic of temporomandiblar disorders. There appears to be little to no benefit of using gnathologic records and articulator-mounted dental casts to discern discrepancies in maximum intercuspation of the teeth coincident with TMJ condyles in an anterior-superior CR position in orthodontic patients.

CLINICAL IMPLICATIONS: The benefit of using gnathologic CR records and articulators in orthodontics has not been substantiated by scientific evidence.

# An appraisal of the literature on centric relation. Part III.

## 中心位に関する文献の評価：Part III

Keshvad A, Winstanley RB.

　中心位 (CR) に直接的、または間接的に関連した文献は継続してレビューされてきた。300以上の論文や本から引用された章は、以下の3つのセクションに分類することができる。最初の2つのセクションは CR に関連している。このグループの研究は、下顎頭の位置や異なる CR 記録による下顎位そのもののいずれかを主に比較している。さまざまなツールがこの目的のために議論されてきた。論文の3つ目のセクションでは CR-中心咬合位 (CO) の不一致についてである。CR はいまだに補綴や矯正歯科において物議を醸す問題の1つである。このような矯正の治療計画と治療結果に対する再現可能な記録法による模型の咬合器装着に関する議論や、および CO に基づく矯正治療は顎関節機能障害を引き起こすかどうかに関する議論は、未解決のままである。参照はパートIII最後に記載されている。

（J Oral Rehabil 2001;28(1):55-63.）

---

The literature directly and indirectly related to centric relation (CR) has been reviewed chronologically. More than 300 papers and quoted sections of books have been divided into three sections. The first two parts are related to CR. Studies in this group mainly compared, either the position of the mandibular condyle or the mandible itself in different CR recordings. Various tools were discussed for this purpose. The third part of the paper is about CR-centric occlusion (CO) discrepancy. CR still remains one of the controversial issues in prosthodontics and orthodontics. Debates such as mounting casts on the articulator by reproducible records for orthodontic treatment planning and end results, and whether or not orthodontic treatment based on CO causes TMJ dysfunction, remain unsolved. The references are listed at the end of Part III.

# Centric relation

# The use of a deprogramming appliance to obtain centric relation records.

中心位記録のためのデプログラミング装置の使用

Karl PJ, Foley TF.

本研究の目的は、40名の被験者においてデプログラミング装置（Jig）による前方平面への影響を調査することであり、装置の使用前に中心位（CR）を記録した。切歯のオーバーバイトおよびオーバージェットと、パナデント顆路インジケータ（CPI）の三次元測定器を用いた顆路について最大咬頭嵌合位と中心位で記録された。中心位を取得するための下顎の操作難易度を調査するため、被験者の主観的評価を行った。最大咬合嵌合位（MI）から、CRまでの装置なし（CR）と装置あり（CRJ）のオーバーバイトの平均値の差は統計学的に有意であり、それぞれ1.58mmおよび2.23mm減少していた。MIからCR、CRJまでのオーバージェットの平均値は、統計学的に有意に増加し、その値はそれぞれ0.44mmと0.57mmであった。パナデント咬合器で計測した垂直面絶対値（Z）および水平面絶対値（X）は、装置ありと装置なしの中心位において有意差を認めた。CPI記録の2mmの閾値を超えた被験者数は、水平垂直両方でMIからCRは7名（18%）、MIからCRJで16名（40%）であった。Luciaタイプジグであるデプログラミング装置は、中心位単独の記録よりもMIから大きくずれた中心位が記録された。この装置は、中心位の咬合記録が容易ではないと思われる患者の下顎マニピュレーションに補助的に有効かもしれないと思われる。

（Angle Orthod 1999;69(2):117-124; discussion 124-125.）

---

The purpose of this study was to investigate the effect of an anterior flat plane deprogramming appliance (Jig) in 40 subjects for whom centric relation (CR) records were obtained before and after the use of the appliance. Incisal overbite and overjet dimensions and three-dimensional instrument condylar representation using the Panadent condylar path indicator (CPI) were recorded from maximum intercuspation and centric relation. Subjects were assessed subjectively to determine the degree of difficulty manipulating the mandible to obtain the centric relation record. The mean overbite difference from maximum intercuspation (MI) to centric relation without (CR) and with (CRJ) the appliance were statistically significant and decreased 1.58 mm and 2.23 mm, respectively. The mean overjet values from MI to CR and CRJ were statistically significant and increased .44 mm and .57 mm, respectively. Significant differences were determined on the Panadent articulator for the absolute vertical (Z) and absolute horizontal (X) values for centric relation with and without the appliance. The number of subjects who exceeded the threshold values of 2 mm for CPI recordings in either the horizontal or vertical direction was 7 (18%,) from MI to CR and 16 (40%) from MI to CRJ. The Lucia-type jig deprogramming appliance provides a centric relation record with greater displacement from MI than a centric relation record alone. This appliance may be a useful adjunct in a patient where mandibular manipulation in taking a centric relation bite registration is deemed not easy.

## 症候性と非症候性の被験者における中心位と最大咬頭嵌合位の顆頭の変位

**目的**：症候性と非症候性の被験者における中心位（CR）と最大咬頭嵌合位（MIC）間の下顎頭の変位を測定すること。

**材料および方法**：下顎位を誘導されていない被験者からなる70名について、RDC/TMDにしたがい症候性群と非症候性群の2つの群に均等に振り分けられた。顆頭の変位は、顆頭位インジケーターによって三次元的に測定された。ダークバーグ指標、級内相関係数、反復測定分散分析、分散分析および一般化推定方程式 が統計分析に使用された。

**結果**：非症候性、症候性両方の被験者において、左側顆頭の垂直面で大きな差異が観察された（$P=0.33$）。症候性群は横断面でより高い測定値を示した（$P=0.015$）。近心方向の変位の割合は、症候性群よりも非症候群で有意に高かった（$P=0.049$）。両群ともに左側より右側で優位に高い近心方向の割合を示した（$P=0.036$）。前方方向および遠心方向における両側性の顆頭変位（左右両側）の出現は症候性の被験者で有意に高かった（$P=0.012$）。しかしながら統計的な差異は男女間で認められなかった。

**結論**：CRとMIC間の統計的に有意な差は、症候性および非症候性被験者において顆頭レベルで定量評価が可能であった。

（Weffort SY, et al. Angle Orthod 2010;80(5):835-842.）

## 日常的に利用されている中心位記録法の再現性の比較

**目的**：この研究は、統計学的に3つの中心位記録法のうち、もっとも再現性の高い下顎位の方法を決定するために行われた。

**材料および方法**：一般的に文献で報告されている3つの中心位記録方法を選択した：ジグを用いた両手下顎操作法、ジグを用いたオトガイ誘導法、そしてゴシックアーチ法である。平均年齢26.61 +/- 4.20歳の14名の健康な成人（7名の男性、7名の女性）で、抜歯、顎関節機能障害、矯正治療の既往がない人を研究のために選択した。フェイスボウと最大咬頭嵌合位のシリコーン咬合採得材を用いて精密な模型を咬合器に装着した（Denar D 4 A）。機械的三次元的下顎位インジケーターを製作し、オペレーターが三次元軸で下顎位を分析できるように咬合器に装着した（x, 前後；y, 上下；z, 左右方向）。それぞれの中心位記録法により、被験者ごとに4回中心位を記録した（ベースライン、1時間後、1日後、1週間後のほぼ同じ時間帯で記録）。記録を咬合器に再現し、データは下顎位インジケーターを測定できるよう修正した実態顕微鏡を使用して算出した。

**結果**：被験者内の変動は0.03 mm (left-side z軸：両手法) から1.6 mm (left-side y軸：ゴシックアーチ法) の範囲であった。もっとも変動の小さい（もっとも再現性の高い）方法を示すために、比較はF検定を用いて行った。両手法がもっとも再現性が高く、ゴシックアーチ法に比べて10.11（$P=1$）から0.438（$P=0.005$）の少ない変動を示した。オトガイ誘導法の再現性は他の2つの方法と比較して不安定であった。

**結論**：この研究の結果は3つの中心位記録法の評価を示し、両手法は他の2つの方法と比べてより再現性が高く顎関節顆頭を位置し、ゴシックアーチ法はもっとも一貫性のない方法であった。

（Keshvad A, et al. J Prosthodont 2003;12(2):90-101.）

# Centric relation

## 標準的方法と非標準的方法によって記録した顆頭位再現性の比較

**問題点**：中心位は多くの場合、再現可能な顆頭位であるといわれている。
**研究目的**：本研究では、中心位を決定するための標準化された方法がDenar Centri-Check装置の誤差0.11mm内の範囲で再現可能であるかどうかを検討した。
**材料および方法**：対照群の歯科医師132名と実験群の歯科医師11名により、実験群の被験者の咬合採得を行った。対照群は"自分の最良な方法"で中心位採得を行い、実験群は標準化された指導を受けた後に、標準化された両手法の技術を用いて中心位採得を行った。
**結果**：対照群はDenar Centri-Check装置の誤差0.11mmの範囲内に顆頭位を再現できなかったが、実験群は誤差0.11mm内に、110名のうち106名が顆頭位を1回目で再現でき、残り4名のうち4名が2回目で顆頭位の位置を再現した。
**結論**：中心位記録は変動が大きく、歯学部での教育と卒後教育の双方において重要な技術であると強調すべきである。

（McKee JR. J Prosthet Dent 1997;77( 3 ):280-284.）

## 中心位と最大咬頭嵌合位のずれと顎関節機能不全の相互関係

**目的**：歯列矯正前の患者に対して中心位 - 最大咬頭嵌合位 (CR-MI) 間のずれや、顎関節機能障害 (TMD) の関係について調査した。
**材料および方法**：研究には、TMDの徴候や症状をともなう18～32歳の矯正治療前被験者107名の実験群と、20～30歳のTMD徴候や症状をもたない70名の学生の対照群が参加した。被験者の心理状態は2つの標準的な質問票を用いて評価し、臨床検査は咀嚼筋組織および顎関節(TMJ)機能を評価するために実施し、そしてTMDの有無を確認した。Helkimo指数、問診による機能障害指数 (Ai)、臨床機能障害指数 (Di) が測定された。歯科用模型は両手法で採得されたCR咬合記録を用いてCR位で半調節性咬合器に装着され、負荷試験とフェイスボウの記録により確認された。空間の3平面におけるCRとMI間の顆頭位の差は、顆頭位インジケーターを利用して決定した。
**結果**：CR-MIのずれがある場合の定義は、垂直または水平面における1mmもしくは横断面における0.5mmを超えるものを"ずれ"とし、実験群の72.9％および対照群の11.4％で認められた。実験群と対照群には、有意差が認められた（$\chi^2$= 22.67、$P$ <0.001）。すべての被験者においてDiおよびAiと、CR-MIのずれは有意に相関していた。
**結論**：TMDの徴候や症状がある矯正治療前の患者の大部分でCR-MIのずれが認められた。このずれは、これらの患者の顎関節症の進行の寄与因子である可能性がある。

（He SS, et al. Acta Odontol Scand 2010;68( 6 ):368-376.）

## TMD・咬合のための重要12キーワード

### 4 TMD and Occlusal splint
TMDとスプリント療法

顎関節症の治療に用いられるスプリントとはオクルーザルスプリントのことを指し、スプリント、バイトプレート、咬合挙上副子などの呼称があり、スタビライゼーションスプリントやリポジショニングスプリント、リラクゼーションスプリントなどの種類がある。スプリント療法は顎関節症に対する可逆的療法の代表的なものであるが、治療の有効性に関するRCTなどのエビデンスレベルの高い報告は少ない。行動療法、理学療法、薬物療法など他の療法を考慮したうえで、単独あるいは併用することが望ましい。また、使用法を誤ると症状を増悪させてしまうことや下顎位を変化させてしまうこともあるため、スプリント装着患者の管理が重要である。

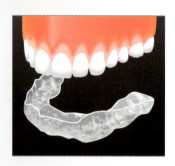

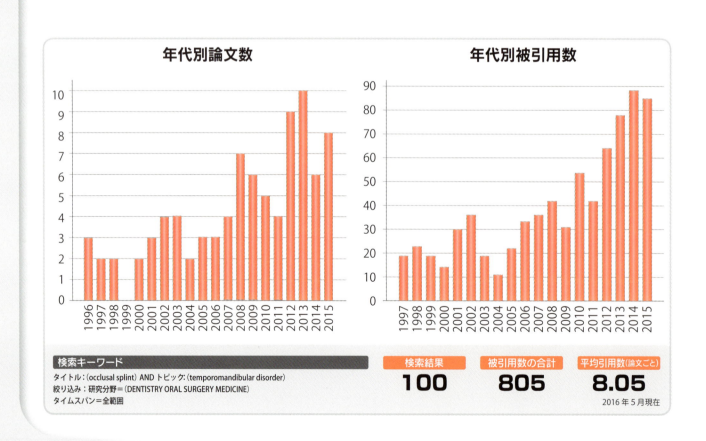

検索キーワード
タイトル：(occlusal splint) AND トピック：(temporomandibular disorder)
絞り込み：研究分野＝(DENTISTRY ORAL SURGERY MEDICINE)
タイムスパン＝全範囲

検索結果 **100**　被引用数の合計 **805**　平均引用数(論文ごと) **8.05**

2016年5月現在

# <sup>4</sup> *TMD and Occlusal splint*

## トムソン・ロイターが選んだベスト**20**論文

| | タイトル・和訳 | 2012年 | 2013年 | 2014年 | 2015年 | 合計引用数 | 平均引用数（1年ごと） |
|---|---|---|---|---|---|---|---|
| 引用数 **1**位 | Okeson JP. Long-term treatment of disk-interference disorders of the temporomandibular joint with anterior repositioning occlusal splints. J Prosthet Dent 1988;60( 5 ):611-616.<br>前方整位型オクルーザルスプリントを用いた顎関節症の関節円板障害の長期的治療 | 2 | 4 | 3 | 1 | 86 | 2.97 |
| 引用数 **2**位 | Lundh H, Westesson PL, Eriksson L, Brooks SL. Temporomandibular joint disk displacement without reduction. Treatment with flat occlusal splint versus no treatment. Oral Surg Oral Med Oral Pathol 1992;73( 6 ):655-658.<br>非復位性顎関節円板転位 ― フラットオクルーザルスプリントを用いた治療と非介入との比較 | 2 | 0 | 4 | 3 | 68 | 2.72 |
| 引用数 **3**位 | van der Zaag J, Lobbezoo F, Wicks DJ, Visscher CM, Hamburger HL, Naeije M. Controlled assessment of the efficacy of occlusal stabilization splints on sleep bruxism. J Orofac Pain 2005;19( 2 ):151-158.<br>睡眠時ブラキシズムに対するスタビライゼーションスプリントの有効性の対照評価 | 5 | 7 | 7 | 7 | 65 | 5.42 |
| 引用数 **4**位 | Okeson JP, Moody PM, Kemper JT, Haley JV. Evaluation of occlusal splint therapy and relaxation procedures in patients with temporomandibular disorders. J Am Dent Assoc 1983;107( 3 ):420-424.<br>顎関節症患者におけるオクルーザルスプリント治療とリラクゼーション法の評価 | 2 | 1 | 1 | 1 | 53 | 1.56 |
| 引用数 **5**位 | List T, Helkimo M, Andersson S, Carlsson GE. Acupuncture and occlusal splint therapy in the treatment of craniomandibular disorders. Part I. A comparative study. Swed Dent J 1992;16( 4 ):125-141.<br>頭蓋下顎障害の治療における鍼治療とオクルーザルスプリント治療　1．比較研究 | 3 | 1 | 0 | 1 | 46 | 1.84 |
| 引用数 **6**位 | List T, Helkimo M. Acupuncture and occlusal splint therapy in the treatment of craniomandibular disorders. II. A 1 -year follow-up study. Acta Odontol Scand. 1992;50( 6 ):375-385.<br>頭蓋下顎障害の治療における鍼治療とオクルーザルスプリント治療　2．1年間の追跡調査 | 1 | 2 | 1 | 2 | 33 | 1.32 |
| 引用数 **7**位 | Ommerborn MA, Schneider C, Giraki M, Schäfer R, Handschel J, Franz M, Raab WH. Effects of an occlusal splint compared with cognitive-behavioral treatment on sleep bruxism activity. Eur J Oral Sci 2007;115( 1 ): 7 -14.<br>睡眠時ブラキシズム活動における認知行動療法と比較したオクルーザルスプリントの効果 | 1 | 4 | 4 | 4 | 29 | 2.9 |

# TMD・咬合のための重要12キーワード（関連性の高い論文和訳）

## トムソン・ロイターが選んだベスト**20**論文

| タイトル・和訳 | 2012年 | 2013年 | 2014年 | 2015年 | 合計引用数 | 平均引用数（1年ごと） |
|---|---|---|---|---|---|---|
| 引用数 **8位** Sheikholeslam A, Holmgren K, Riise C. Therapeutic effects of the plane occlusal splint on signs and symptoms of craniomandibular disorders in patients with nocturnal bruxism. J Oral Rehabil 1993;20( 5 ):473-482.<br>夜間ブラキシズム患者における頭蓋下顎障害の徴候と症状に対するフラットオクルーザルスプリントの治療効果 | 1 | 1 | 3 | 0 | 23 | 0.96 |
| 引用数 **9位** Michelotti A, Iodice G, Vollaro S, Steenks MH, Farella M. Evaluation of the short-term effectiveness of education versus an occlusal splint for the treatment of myofascial pain of the jaw muscles. J Am Dent Assoc 2012;143( 1 ):47-53.<br>下顎筋群の筋筋膜痛の治療のための患者教育とオクルーザルスプリントとの短期的有効性の評価の比較 | 2 | 7 | 5 | 6 | 20 | 4 |
| 引用数 **10位** Kurita H, Kurashina K, Kotani A. Clinical effect of full coverage occlusal splint therapy for specific temporomandibular disorder conditions and symptoms. J Prosthet Dent 1997;78( 5 ):506-510.<br>特定の顎関節症の状態および症状に対するフルカバーオクルーザルスプリント治療の臨床効果 | 0 | 2 | 2 | 0 | 19 | 0.95 |
| 引用数 **11位** Alencar F Jr, Becker A. Evaluation of different occlusal splints and counselling in the management of myofascial pain dysfunction. J Oral Rehabil 2009;36( 2 ):79-85.<br>筋筋膜痛機能障害の管理におけるさまざまなオクルーザルスプリントとカウンセリングとの評価 | 4 | 6 | 3 | 4 | 18 | 2.25 |
| 引用数 **12位** Ettlin DA, Mang H, Colombo V, Palla S, Gallo LM. Stereometric assessment of TMJ space variation by occlusal splints. J Dent Res 2008;87( 9 ):877-881.<br>オクルーザルスプリントによる顎関節空隙変動の三次元的評価 | 2 | 6 | 2 | 3 | 18 | 2 |
| 引用数 **13位** Conti PC, de Alencar EN, da Mota Corrêa AS, Lauris JR, Porporatti AL, Costa YM. Behavioural changes and occlusal splints are effective in the management of masticatory myofascial pain: a short-term evaluation. J Oral Rehabil 2012;39(10):754-760.<br>行動変容とオクルーザルスプリントは咀嚼筋筋膜痛の管理に効果的である：短期的評価 | 0 | 1 | 4 | 10 | 15 | 3 |
| 引用数 **14位** Öz S, Gökçen-Röhlig B, Saruhanoglu A, Tuncer EB. Management of myofascial pain: low-level laser therapy versus occlusal splints. J Craniofac Surg 2010;21( 6 ):1722-1728.<br>筋筋膜痛の管理：低出力レーザー治療とオクルーザルスプリントとの比較 | 1 | 6 | 3 | 4 | 15 | 2.14 |

## 4 TMD and Occlusal splint

# トムソン・ロイターが選んだベスト**20**論文

| タイトル・和訳 | 2012年 | 2013年 | 2014年 | 2015年 | 合計引用数 | 平均引用数（1年ごと） |
|---|---|---|---|---|---|---|
| **引用数 15位** Strini PJ, Machado NA, Gorreri MC, Ferreira Ade F, Sousa Gda C, Fernandes Neto AJ. Postural evaluation of patients with temporomandibular disorders under use of occlusal splints. J Appl Oral Sci 2009;17( 5 ):539-543.<br>オクルーザルスプリント使用中の顎関節患者の体位の評価 | 2 | 5 | 4 | 2 | 14 | 1.75 |
| **引用数 16位** Alvarez-Arenal A, Junquera LM, Fernandez JP, Gonzalez I, Olay S. Effect of occlusal splint and transcutaneous electric nerve stimulation on the signs and symptoms of temporomandibular disorders in patients with bruxism. J Oral Rehabil 2002;29( 9 ):858-863.<br>ブラキシズム患者の顎関節症の徴候と症状に対するオクルーザルスプリントと経皮的電機神経刺激法の影響 | 3 | 0 | 1 | 0 | 14 | 0.93 |
| **引用数 17位** Fayed MM, El-Mangoury NH, El-Bokle DN, Belal AI. Occlusal splint therapy and magnetic resonance imaging. World J Orthod 2004 ; 5 ( 2 ):133-140.<br>オクルーザルスプリント療法と MRI | 1 | 1 | 1 | 2 | 13 | 1 |
| **引用数 18位** Alajbeg IZ, Valentic-Peruzovic M, Alajbeg I, Illes D. Influence of occlusal stabilization splint on the asymmetric activity of masticatory muscles in patients with temporomandibular dysfunction. Coll Antropol 2003;27( 1 ):361-371.<br>顎関節症患者の咀嚼筋の非対称的活動におけるスタビライゼーションスプリントの影響 | 0 | 1 | 0 | 2 | 13 | 0.93 |
| **引用数 19位** Gray RJ, Davies SJ. Occlusal splints and temporomandibular disorders: why, when, how? Dent Update 2001;28( 4 ):194-199.<br>オクルーザルスプリントと顎関節症：なぜ、いつ、どのように？ | 2 | 2 | 0 | 1 | 13 | 0.81 |
| **引用数 20位** Barão VA, Gallo AK, Zuim PR, Garcia AR, Assunção WG. Effect of occlusal splint treatment on the temperature of different muscles in patients with TMD. J Prosthodont Res 2011;55( 1 ):19-23.<br>顎関節症患者のさまざまな筋の温度に対するオクルーザルスプリント治療の影響 | 2 | 4 | 1 | 5 | 12 | 2.17 |

**TMD・咬合のための重要12キーワード（関連性の高い論文和訳）**

引用数
**1位**

# Long-term treatment of disk-interference disorders of the temporomandibular joint with anterior repositioning occlusal splints.

## 前方整位型オクルーザルスプリントを用いた
## 顎関節症の関節円板障害の長期的治療

Okeson JP.

　3タイプの関節円板障害の症状のある40名の患者に対し、前方整位型スプリント治療を8週間行った。治療終了時（8週間目）、80%の患者で関節雑音と関節痛が消失した。その後、それぞれの患者のスプリントを、従来の咬合状態が回復するまで徐々に修正し、その顎位で機能するようにした。平均2.5年後に患者を再評価し、75%の患者は関節痛がない状態であり、66%の患者は関節雑音が再発していた。66%の患者は顎の痛みと機能障害への再治療を必要としなかった。

（J Prosthet Dent 1988;60( 5 ):611-616.）

Forty patients with three different types of symptomatic disk-interference disorders were treated with anterior repositioning splint therapy for 8 weeks. At the end of that period 80% of the patients were free of joint sound and pain. Each patient's splint was then gradually modified until the patient's original occlusal condition was reestablished. Each patient was then allowed to function in that position. The patients were reevaluated an average of 2 1/2 years later. Seventy-five percent of the patients had no joint pain and 66% had a return of joint sounds. Sixty-six percent of the patients did not find the need to seek additional treatment for jaw pain and dysfunction.

# 4  TMD and Occlusal splint

## Temporomandibular joint disk displacement without reduction. Treatment with flat occlusal splint versus no treatment.

### 非復位性顎関節円板転位
―フラットオクルーザルスプリントを用いた治療と非介入との比較

Lundh H, Westesson PL, Eriksson L, Brooks SL.

フラットオクルーザルスプリントは非復位性関節円板転位の患者への治療に広く用いられるが、治療を行わない対照群との比較研究によってその効果を評価した研究はない。顎関節痛および画像上確認された非復位性関節円板転位をもつ51名の患者を、フラットオクルーザルスプリント治療群と非治療のコントロール群に振り分け、12ヵ月間臨床研究を行った。両群において約1/3の患者の疼痛が消失した。コントロール群のもう1/3の患者は疼痛が改善した。16％のコントロール群の患者と40％のスプリント治療群の患者が、研究開始時よりも悪化していた。顎関節痛と筋の圧痛は治療群よりもコントロール群において頻度が減少していた。フラットオクルーザルスプリント治療が非治療よりも統計的に有意に効果があるかどうかは、疼痛のある非復位性関節円板転位をもつ患者を対象にした本研究ではわからなかった。それゆえに、今回の患者群に対してのフラットオクルーザルスプリントの使用は再考するべきである。

（Oral Surg Oral Med Oral Pathol 1992;73(6):655-658.）

A flat occlusal splint has been extensively used in the treatment of patients with temporomandibular joint disk displacement without reduction, but no studies with untreated controls have assessed its effect. We randomly assigned 51 patients with temporomandibular joint pain and arthrographically verified disk displacement without reduction to be treated with a flat occlusal splint or to serve as untreated control subjects in a 12-month clinical trial. Pain symptoms disappeared in about one third of the patients in each group. Another third of the patients in the control group improved. Sixteen percent of the patients in the control group and 40% of the patients treated with a flat occlusal splint were worse at the end than at the beginning of the study. Joint pain and muscle tenderness decreased more frequently in the nontreatment controls than in the treatment group. A statistically significant benefit of a flat occlusal splint over nontreatment control subjects could not be identified in this study of patients with painful disk displacement without reduction. The use of a flat occlusal splint in this patient group should therefore be reconsidered.

# TMD・咬合のための重要12キーワード（関連性の高い論文和訳）

## Controlled assessment of the efficacy of occlusal stabilization splints on sleep bruxism.

### 睡眠時ブラキシズムに対するスタビライゼーションスプリントの有効性の対照評価

van der Zaag J, Lobbezoo F, Wicks DJ, Visscher CM, Hamburger HL, Naeije M.

**目的**：睡眠時ブラキシズム治療におけるスタビライゼーションスプリントの効果を二重盲検下で、ランダム化比較対照試験で評価することである。

**方法**：21名の被験者をランダムにオクルーザルスプリント群（11名；平均年齢34.2±13.1歳）、パラタルスプリント群（レジンで口蓋を被覆したもの）（10名；平均年齢34.9±11.2歳）に分類した。両側咬筋筋電図を含めた2回のポリソムノグラフ記録を行った。1つは治療前、もう1つは治療開始4週後に記録した。10% MVC を閾値とし、睡眠1時間当たりのブラキシズムエピソードの数、1時間当たりのバースト数、ブラキシズム時間指数（全睡眠時間におけるブラキシズム時間の割合）を結果因子として求めた。結果因子の相互作用だけでなく、スプリント群間および治療時期の効果を検証するために一般線型モデルを使用した。

**結果**：グループレベルではオクルーザルスプリントもパラタルスプリントも、睡眠時ブラキシズムの結果因子や睡眠因子に影響を与えなかった。個人レベルではさまざまな結果がみられた。睡眠時ブラキシズムの結果因子において、増加したもの（全ケースのうち33%から48%）、変化しなかったもの（33%から48%）、減少したもの（19%から29%）を認めた。

**結論**：睡眠時ブラキシズムの治療においてスプリントのグループレベルでの有意な効果がなかったことは、咬耗から歯を守るという役割は別として、スプリントを適用する際には注意が必要であることを示唆している。それゆえに、スプリントの適用は患者個人レベルで考慮すべきである。

（J Orofac Pain 2005;19(2):151-158.）

---

AIMS:To assess the efficacy of occlusal stabilization splints in the management of sleep bruxism (SB) in a double-blind, parallel, controlled, randomized clinical trial.
METHODS:Twenty-one participants were randomly assigned to an occlusal splint group (n = 11; mean age = 34.2 +/- 13.1 years) or a palatal splint (ie, an acrylic palatal coverage) group (n = 10; mean age = 34.9 +/- 11.2 years). Two polysomnographic recordings that included bilateral masseter electromyographic activity were made: one prior to treatment, the other after a treatment period of 4 weeks. The number of bruxism episodes per hour of sleep (Epi/h), the number of bursts per hour (Bur/h), and the bruxism time index (ie, the percentage of total sleep time spent bruxing) were established as outcome variables at a 10% maximum voluntary contraction threshold level. A general linear model was used to test both the effects between splint groups and within the treatment phase as well as their interaction for each outcome variable.
RESULTS:Neither occlusal stabilization splints nor palatal splints had an influence on the SB outcome variables or on the sleep variables measured on a group level. In individual cases, variable outcomes were found: Some patients had an increase (33% to 48% of the cases), while others showed no change (33% to 48%) or a decrease (19% to 29%) in SB outcome variables.
CONCLUSION:The absence of significant group effects of splints in the management of SB indicates that caution is required when splints are indicated, apart from their role in the protection against dental wear. The application of splints should therefore be considered at the individual patient level.

# *4 TMD and Occlusal splint

# Acupuncture and occlusal splint therapy in the treatment of craniomandibular disorders. Part I. A comparative study.

## 頭蓋下顎障害の治療における鍼治療とオクルーザルスプリント治療 1．比較研究

List T, Helkimo M, Andersson S, Carlsson GE.

　23名の男性と87名の女性、計110名の患者を鍼治療とオクルーザルスプリント治療の比較試験の被験者とした。すべての患者は頭蓋下顎障害（CMD）の徴候や症状があり、6ヵ月以上疼痛があった。被験者は鍼治療群、オクルーザルスプリント治療群、コントロール群の3グループにランダムで振り分けた。患者を治療前と治療直後にコントロール時と評価した。10種類の主観的な臨床評価変数を治療効果の評価に用いた。鍼治療群もオクルーザルスプリント治療群もコントロール群と比較して症状の減少がみられた。コントロール群は変わらず症状が残っていた。この短期的研究では、鍼治療はオクルーザルスプリント治療よりも良い主観的な結果が得られた（$p<0.001$）。

（Swed Dent J 1992;16(4):125-141.）

One hundred and ten patients, 23 males and 87 females, participated in a comparative study of the effect of acupuncture and occlusal splint therapy. All the patients exhibited signs and symptoms of craniomandibular disorders (CMD) and had had pain for more than six months. The participants were randomly assigned to three groups; acupuncture treatment, occlusal splint therapy or control. The patients were evaluated before and immediately after treatment/control time. Ten different subjective and/or clinical assessment variables were used in the evaluation of the treatment effects. Both acupuncture and occlusal splint therapy reduced the symptoms as compared with the control group in which the symptoms remained essentially unchanged. In this short-term study, acupuncture gave better subjective results ($p<0.001$) than the occlusal splint therapy.

## 睡眠時ブラキシズム活動における認知行動療法と比較したオクルーザルスプリントの効果

　睡眠時ブラキシズムの治療について、認知行動療法とオクルーザルスプリント治療による影響の比較はあまり調査されていない。本研究の目的は睡眠時ブラキシズム患者におけるスプリント治療と認知行動療法の効果を評価することである。ランダムな振り分けを行い、オクルーザルスプリント群29名、認知行動療法群28名に患者を分けた。認知行動療法は問題解決、漸進的筋弛緩法、夜間のバイオフィードバック、休養や娯楽のトレーニングからなる。CBT治療は12週間行い、オクルーザルスプリント群も同期間オクルーザルスプリントを装着した。両群ともに治療前、治療後、フォローアップ6ヵ月時において、睡眠時ブラキシズム活動、睡眠時ブラキシズム活動や関連症状の自己評価、心理的障害や個々のストレス対処法を調査した。両群において睡眠時ブラキシズム活動、睡眠時ブラキシズム活動の自己評価、心理的障害において有意に減少し、有意なストレス対処法の増加を認めた。しかしながらその効果は小さく、すべての独立変数において、グループ間の有意な差は認めなかった。本研究は睡眠時ブラキシズム患者における認知行動療法とオクルーザルスプリントの効果を初めて比較した研究であり、治療効果の違いを検証するための3群のランダム化されたデザインを用いたさらなるコントロールされた研究が必要であることを示している。

（Ommerborn MA, et al. Eur J Oral Sci 2007;115( 1 ): 7 -14.）

## 夜間ブラキシズム患者における頭蓋下顎障害の徴候と症状に対するフラットオクルーザルスプリントの治療効果

　夜間ブラキシズムをもつ31名の患者を対象に、頭蓋下顎障害（CMD）の慢性的な徴候や症状に対する上顎歯列へのオクルーザルスプリントの長期的な効果を調査した。このタイプの患者の症状のスコアや強度は日間または日中でも変動することが明らかになった。夜間のブラキシズムは持続するにも関わらず、オクルーザルスプリントの長期的な使用によりCMDの症状は治癒あるいは改善した。しかしながら、一般的にそれらの症状はスプリント治療の中止をすると再発した。睡眠時のスプリントの治療メカニズムは考察されるべきである。

（Sheikholeslam A, et al. J Oral Rehabil 1993;20( 5 ):473-482.）

# 4 TMD and Occlusal splint

## 下顎筋群の筋筋膜痛の治療のための患者教育とオクルーザルスプリントとの短期的有効性の評価の比較

**背景**：著者らは、短期間での教育プログラムの有効性と顎筋筋膜痛の治療におけるオクルーザルスプリントの有効性の比較を行った。
**方法**：44名の患者を2つの治療群にランダムに振り分け、そのうち41名で調査が完了した。第一グループ（男性4名、女性19名；平均年齢31.1［標準偏差14.0］歳）は顎関節症の性質（自然経過）や自己管理法について指導を受け、第二グループ（男性5名、女性13名；平均年齢31.1［標準偏差8.8］歳）はオクルーザルスプリント治療を行った。著者のうちの一人が3ヵ月の間、各患者を3週間ごとに評価した。評価項目は無痛時開口量、筋の自発痛、咀嚼時痛および頭痛とした。
**結果**：3ヵ月後、筋の自発痛は指導グループとスプリント治療グループとの間に有意差が認められた（$P$=0.034; effect size=0.33）。無痛時開口量の変化には有意差は認めなかった（$P$=0.528; effect size=0.20）。頭痛と咀嚼時痛の変化も両群間に有意差を認めなかった（$P \geqq 0.550$, effect size $\leqq 0.10$）。
**結論**：短期間において、教育指導は教育指導のないオクルーザルスプリントよりも顎関節症患者の筋の自発痛の減少にわずかに効果的である。無痛時開口量、頭痛、咀嚼時痛は両治療間に有意差を認めなかった。

（Michelotti A, et al. J Am Dent Assoc 2012;143( 1 ):47-53.）

## 行動変容とオクルーザルスプリントは咀嚼筋筋膜痛の管理に効果的である：短期的評価

　本研究の目的は、異なる咬合面デザインの口腔内装置での治療が、対照群と比較して咀嚼筋肉痛の管理において有益であるとする仮説の検証である。計51名の患者は、顎関節症の研究診断基準（RDC/TMD）に従って咀嚼筋筋膜痛（MMP）の診断がされた。被験者は3つのグループにランダムに分けられた。グループⅠ(n = 21)はアクリル製完全被覆型オクルーザルスプリントを装着、グループⅡ(n = 16)は侵害受容性三叉神経抑制システム（NTI）である前方型スプリントを装着、グループⅢ(n = 14)は行動療法とセルフケアのカウンセリングを受けるのみ（対照群）であった。最初の2つのグループも、同様のカウンセリングがなされた。測定は2週間後、6週間後、3ヵ月後に行われ、各セッションにおいて、患者による visual analog scale（VAS）の記載と咀嚼筋の圧痛閾値（PPT）によって評価した。たとえば装置使用中の不快感や咬合の変化などの可能性のある有害事象も記録された。結果を5％の有意水準で、Kruskal-Wallis、anova、Tukey's and Friedman tests で分析した。グループⅠは最初のフォローアップ（2週）で訴えていた痛みの改善を示した。しかしグループⅡとⅢではそれぞれ、この痛みの改善は6週と3ヵ月後にみられた。PPT 値は、有意な変化がみられなかった。行動変容は筋筋膜痛患者の疼痛管理に効果的であったと結論づけられた。しかし、口腔内装置の同時使用は、初期の改善を促すとみられる。

（Conti PC, et al. J Oral Rehabil 2012;39(10):754-760.）

49

TMD・咬合のための重要12キーワード

# 5 TMD and CBT
TMDと認知行動療法

認知行動療法（cognitive behavioral therapy: CBT）とは、行動療法と認知療法の総称であり、不適切な行動を望ましいものに改善する治療法のことを指す。CBTはうつ病や不安障害など多くの精神疾患に対する効果が実証されており、医科ではさまざまな領域で広く使用されている。歯科では、歯列接触癖や顎関節症の治療などに応用されている。顎関節症に対するCBTの有効性には一定の結論が得られていないが、今後のRCT研究などが期待されている。

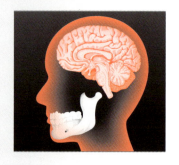

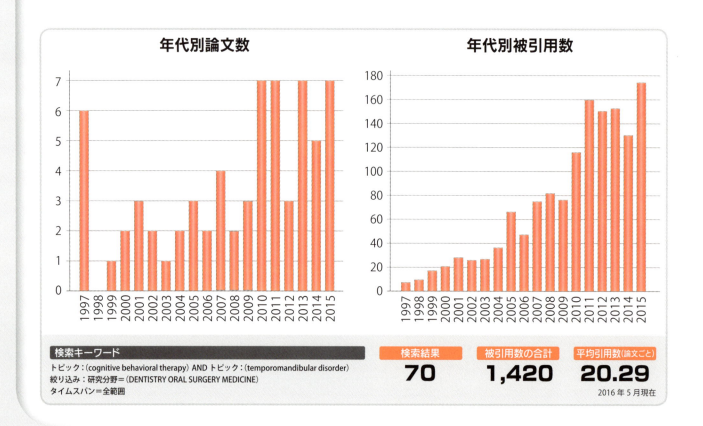

検索キーワード
トピック：(cognitive behavioral therapy) AND トピック：(temporomandibular disorder)
絞り込み：研究分野＝(DENTISTRY ORAL SURGERY MEDICINE)
タイムスパン＝全範囲

検索結果 **70**　被引用数の合計 **1,420**　平均引用数(論文ごと) **20.29**

2016年5月現在

## 5 TMD and CBT

# トムソン・ロイターが選んだベスト**20**論文

| | タイトル・和訳 | 2012年 | 2013年 | 2014年 | 2015年 | 合計引用数 | 平均引用数（1年ごと） |
|---|---|---|---|---|---|---|---|
| 引用数 **1位** | Turner JA, Holtzman S, Mancl L. Mediators, moderators, and predictors of therapeutic change in cognitive-behavioral therapy for chronic pain. Pain 2007;127( 3 ):276-286.<br>慢性疼痛に対する認知行動療法における治療的変化のメディエーター、モデレーター、予測因子 | 19 | 28 | 15 | 28 | 172 | 17.2 |
| 引用数 **2位** | Turner JA, Mancl L, Aaron LA. Short- and long-term efficacy of brief cognitive-behavioral therapy for patients with chronic temporomandibular disorder pain: a randomized, controlled trial. Pain 2006;121( 3 ):181-194.<br>顎関節症による慢性疼痛患者に対して簡易認知行動療法を行った場合の短期的・長期的効果：ランダム化比較試験 | 20 | 9 | 7 | 15 | 115 | 10.45 |
| 引用数 **3位** | Dworkin SF, Turner JA, Mancl L, Wilson L, Massoth D, Huggins KH, LeResche L, Truelove E. A randomized clinical trial of a tailored comprehensive care treatment program for temporomandibular disorders. J Orofac Pain 2002;16( 4 ):259-276.<br>顎関節症へのオーダーメイドの包括的な治療計画に関するランダム化比較試験 | 8 | 9 | 4 | 5 | 100 | 6.67 |
| 引用数 **4位** | Turk DC, Rudy TE, Kubinski JA, Zaki HS, Greco CM. Dysfunctional patients with temporomandibular disorders: evaluating the efficacy of a tailored treatment protocol. J Consult Clin Psychol 1996;64( 1 ):139-146.<br>顎関節症による機能障害のある患者について：オーダーメイド治療のプロトコールの効果を評価する | 2 | 5 | 2 | 3 | 96 | 4.57 |
| 引用数 **5位** | Rollman GB, Gillespie JM. The role of psychosocial factors in temporomandibular disorders. Curr Rev Pain 2000; 4 ( 1 ):71-81.<br>顎関節症における心理社会的要因の役割 | 6 | 4 | 9 | 4 | 82 | 4.82 |
| 引用数 **6位** | Turner JA, Whitney C, Dworkin SF, Massoth D, Wilson L. Do changes in patient beliefs and coping strategies predict temporomandibular disorder treatment outcomes? Clin J Pain 1995;11( 3 ):177-188.<br>患者の認知や対処行動を変えることによって、顎関節症治療のアウトカムを予測できるか？ | 4 | 1 | 5 | 1 | 52 | 2.36 |
| 引用数 **7位** | Gatchel RJ, Stowell AW, Wildenstein L, Riggs R, Ellis E 3 rd. Efficacy of an early intervention for patients with acute temporomandibular disorder-related pain: a one-year outcome study. J Am Dent Assoc 2006;137( 3 ):339-347.<br>顎関節症関連急性疼痛のある患者に対する早期介入の有効性：1年間の調査 | 8 | 8 | 6 | 3 | 50 | 4.55 |

# TMD・咬合のための重要12キーワード（関連性の高い論文和訳）

## トムソン・ロイターが選んだベスト**20**論文

| | タイトル・和訳 | 2012年 | 2013年 | 2014年 | 2015年 | 合計引用数 | 平均引用数（1年ごと） |
|---|---|---|---|---|---|---|---|
| 引用数 **8**位 | Turner JA, Mancl L, Aaron LA. Brief cognitive-behavioral therapy for temporomandibular disorder pain: effects on daily electronic outcome and process measures. Pain 2005;117( 3 ):377-387.<br>顎関節症疼痛への簡易認知行動療法：日常の電子的アウトカムとプロセスの測定 | 5 | 5 | 5 | 3 | 49 | 4.08 |
| 引用数 **9**位 | Grossi ML, Goldberg MB, Locker D, Tenenbaum HC. Reduced neuropsychologic measures as predictors of treatment outcome in patients with temporomandibular disorders. J Orofac Pain 2001;15( 4 ):329-339.<br>顎関節症患者での治療アウトカムの予測因子としての神経心理学的な評価の低下 | 4 | 0 | 4 | 4 | 43 | 2.69 |
| 引用数 **10**位 | Weissman-Fogel I, Moayedi M, Tenenbaum HC, Goldberg MB, Freeman BV, Davis KD. Abnormal cortical activity in patients with temporomandibular disorder evoked by cognitive and emotional tasks. Pain 2011;152( 2 ):384-396.<br>認知的かつ情動的なタスクに誘発される顎関節症患者の大脳皮質性異常行動 | 7 | 10 | 8 | 9 | 42 | 7 |
| 引用数 **11**位 | Gardea MA, Gatchel RJ, Mishra KD. Long-term efficacy of biobehavioral treatment of temporomandibular disorders. J Behav Med 2001;24( 4 ):341-359.<br>顎関節症への行動療法の長期有効性 | 6 | 3 | 0 | 3 | 41 | 2.56 |
| 引用数 **12**位 | Wright AR, Gatchel RJ, Wildenstein L, Riggs R, Buschang P, Ellis E 3 rd. Biopsychosocial differences between high-risk and low-risk patients with acute TMD-related pain. J Am Dent Assoc 2004;135( 4 ):474-483.<br>急性顎関節症関連疼痛のハイリスクまたはローリスクの患者間における生物社会心理的相違 | 4 | 2 | 4 | 4 | 39 | 3 |
| 引用数 **13**位 | Mishra KD, Gatchel RJ, Gardea MA. The relative efficacy of three cognitive-behavioral treatment approaches to temporomandibular disorders. J Behav Med 2000;23( 3 ):293-309.<br>3つの認知行動療法の顎関節症への相対的な効果 | 7 | 2 | 0 | 1 | 38 | 2.24 |
| 引用数 **14**位 | Dworkin SF. Behavioral and educational modalities. Oral Surg Oral Med Oral Pathol Oral Radiol Endod 1997;83( 1 ):128-133.<br>行動的かつ教育的モダリティ | 2 | 2 | 1 | 0 | 33 | 1.65 |

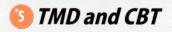

## トムソン・ロイターが選んだベスト20論文

| 順位 | タイトル・和訳 | 2012年 | 2013年 | 2014年 | 2015年 | 合計引用数 | 平均引用数（1年ごと） |
|---|---|---|---|---|---|---|---|
| 引用数 15位 | Litt MD, Shafer DM, Kreutzer DL. Brief cognitive-behavioral treatment for TMD pain: long-term outcomes and moderators of treatment. Pain 2010;151( 1 ):110-116.<br>TMD疼痛への簡易認知行動療法：治療による長期間のアウトカムとモデレーター | 6 | 3 | 4 | 8 | 30 | 4.29 |
| 引用数 16位 | Crider A, Glaros AG, Gevirtz RN. Efficacy of biofeedback-based treatments for temporomandibular disorders. Appl Psychophysiol Biofeedback 2005;30( 4 ):333-345.<br>顎関節症へのバイオフィードバック療法の有効性について | 2 | 6 | 1 | 2 | 30 | 2.5 |
| 引用数 17位 | Ommerborn MA, Schneider C, Giraki M, Schäfer R, Handschel J, Franz M, Raab WH. Effects of an occlusal splint compared with cognitive-behavioral treatment on sleep bruxism activity. Eur J Oral Sci 2007;115( 1 ): 7 -14.<br>睡眠時ブラキシズムにおけるオクルーザルスプリントと認知行動療法の効果の比較 | 1 | 4 | 4 | 4 | 29 | 2.9 |
| 引用数 18位 | Turner JA, Brister H, Huggins K, Mancl L, Aaron LA, Truelove EL. Catastrophizing is associated with clinical examination findings, activity interference, and health care use among patients with temporomandibular disorders. J Orofac Pain 2005;19( 4 ):291-300.<br>顎関節症患者の破局的思考は、臨床試験の所見、活動の支障、医療保険の利用に関連する | 4 | 5 | 2 | 4 | 29 | 2.42 |
| 引用数 19位 | Stowell AW, Gatchel RJ, Wildenstein L. Cost-effectiveness of treatments for temporomandibular disorders: biopsychosocial intervention versus treatment as usual. J Am Dent Assoc 2007;138( 2 ):202-208.<br>顎関節症への治療のコストパフォーマンス：生物心理社会的な介入対一般的治療 | 4 | 4 | 6 | 4 | 28 | 2.8 |
| 引用数 20位 | Dahlström L, Widmark G, Carlsson SG. Cognitive-behavioral profiles among different categories of orofacial pain patients: diagnostic and treatment implications. Eur J Oral Sci 1997;105( 5 Pt 1 ):377-383.<br>異なるカテゴリーの顎顔面疼痛患者の認知行動プロファイル：診断と治療の意義 | 0 | 0 | 1 | 2 | 27 | 1.35 |

53

# TMD・咬合のための重要12キーワード（関連性の高い論文和訳）

引用数
**1位**

# Mediators, moderators, and predictors of therapeutic change in cognitive-behavioral therapy for chronic pain.

## 慢性疼痛に対する認知行動療法における治療的変化のメディエーター、モデレーター、予測因子

Turner JA, Holtzman S, Mancl L.

　認知行動療法（CBT）はさまざまな慢性疼痛疾患に効果があるとされてきたが、患者によって反応は異なり、治療効果に影響を与える患者の特徴についてはほとんど報告がない。さらに認知行動理論として、患者の考えや対処行動における変化が患者の治療成績におけるCBTの効果に影響すると推測されるが、これは体系的に調査されていない。それゆえ、顎関節症患者の慢性疼痛に対するCBTのランダム化比較試験で、治療効果のメディエーター、モデレーター、予測因子を調査した。疼痛に対する考え（疼痛、障害、疼痛信号損傷のコントロール）、破局的思考、そして疼痛への対処への自己効力感についての治療前後での変化をみると、疼痛、活動の障害、1年間の顎運動制限に対するCBTの効果に影響を与えた。

　個々のメディエーターを分析したところ、疼痛認知の制御の変化は、それぞれの結果への総合的な治療効果を説明するのに最適なメディエーターであった。メディエーターを分析したところ、自己効力感は制御能や他のメディエーターを凌駕するほどに特異的であった。治療前の疼痛、抑うつ症状、非特異的身体機能障害、悲観的傾向、破局的思考、ストレスの訴えが多い患者ほど1年間の調査中の活動障害が多く生じた。患者の基本特性によってCBTの効果は変わらないとされているが、どの患者でもCBTの効果は潜在的な特性に左右されるであろうことが示唆される。こうした結果は、慢性疼痛に関する認知行動モデルのより良い裏づけであり、CBTや他の治療における特異的な疼痛関連の認知を修正する介入の潜在的利益を提示するものである。

（Pain 2007;127( 3 ):276-286.）

Although cognitive-behavioral therapies (CBT) have been demonstrated to be effective for a variety of chronic pain problems, patients vary in their response and little is known about patient characteristics that predict or moderate treatment effects. Furthermore, although cognitive-behavioral theory posits that changes in patient beliefs and coping mediate the effects of CBT on patient outcomes, little research has systematically tested this. Therefore, we examined mediators, moderators, and predictors of treatment effects in a randomized controlled trial of CBT for chronic temporomandibular disorder (TMD) pain. Pre- to post-treatment changes in pain beliefs (control over pain, disability, and pain signals harm), catastrophizing, and self-efficacy for managing pain mediated the effects of CBT on pain, activity interference, and jaw use limitations at one year. In individual mediator analyses, change in perceived pain control was the mediator that explained the greatest proportion of the total treatment effect on each outcome. Analyzing the mediators as a group, self-efficacy had unique mediating effects beyond those of control and the other mediators. Patients who reported more pain sites, depressive symptoms, non-specific physical problems, rumination, catastrophizing, and stress before treatment had higher activity interference at one year. The effects of CBT generally did not vary according to patient baseline characteristics, suggesting that all patients potentially may be helped by this therapy. The results provide further support for cognitive-behavioral models of chronic pain and point to the potential benefits of interventions to modify specific pain-related beliefs in CBT and in other health care encounters.

# Short- and long-term efficacy of brief cognitive-behavioral therapy for patients with chronic temporomandibular disorder pain: a randomized, controlled trial.

## 顎関節症による慢性疼痛患者に対して簡易認知行動療法を行った場合の短期的・長期的効果：ランダム化比較試験

Turner JA, Mancl L, Aaron LA.

　顎関節症（TMD）による慢性疼痛患者に対して簡易認知行動療法（CBT）を行った場合の短期的、長期的効果について評価した。TMD患者を無作為に4セッションからなるCBT群（n=79）あるいは、教育または注意を行う対照群（n=79）に割付した。被験者からは結果として疼痛、活動性の妨害、顎機能、抑うつ症状についてのデータを収集し、また、疼痛認知、破局的思考、疼痛への対処行動のプロセス測定を行った。これらは割付前と、治療開始後3、6、12ヵ月で行った。対照群と比較して、CBT群はすべてのアウトカムと疼痛認知、破局的思考において有意に改善傾向を示した（包括分析）。また、CBT群は疼痛への対処のためのリラクゼーションテクニックを行った場合は有意な改善を認めたが、他の方法を行った場合は有意差を認めなかった。主要なアウトカム、活動の支障においては、12ヵ月の時点で活動の支障がなかったとした患者の数はCBT群の35%で、これは対照群（13%）の約3倍であった（$P=0.004$）。また、12ヵ月後の疼痛強度（CBT介入群は50%減、対照群は25%減（$P=0.01$））、咀嚼機能（$P<0.001$）、抑うつ傾向（$P=0.016$）においてもCBT介入群の方が対照群よりも臨床的に意義のある改善を認めた。TMDの認識に関しては両群とも同等の改善を認めた。簡単なCBT介入によりTMD患者の1年後の経過は改善し、これらの効果は特別なCBTプログラムによりもたらされた結果である。

（Pain 2006;121(3):181-194.）

We evaluated the short- and long-term efficacy of a brief cognitive-behavioral therapy (CBT) for chronic temporomandibular disorder (TMD) pain in a randomized controlled trial. TMD clinic patients were assigned randomly to four sessions of either CBT (n=79) or an education/attention control condition (n=79). Participants completed outcome (pain, activity interference, jaw function, and depression) and process (pain beliefs, catastrophizing, and coping) measures before randomization, and 3 (post-treatment), 6, and 12 months later. As compared with the control group, the CBT group showed significantly greater improvement across the follow-ups on each outcome, belief, and catastrophizing measure (intent-to-treat analyses). The CBT group also showed a greater increase in use of relaxation techniques to cope with pain, but not in use of other coping strategies assessed. On the primary outcome measure, activity interference, the proportion of patients who reported no interference at 12 months was nearly three times higher in the CBT group (35%) than in the control group (13%) ($P=0.004$). In addition, more CBT than control group patients had clinically meaningful improvement in pain intensity (50% versus 29% showed > or =50% decrease, $P=0.01$), masticatory jaw function ($P<0.001$), and depression ($P=0.016$) at 12 months (intent-to-treat analyses). The two groups improved equivalently on a measure of TMD knowledge. A brief CBT intervention improves one-year clinical outcomes of TMD clinic patients and these effects appear to result from specific ingredients of the CBT.

# TMD・咬合のための重要12キーワード（関連性の高い論文和訳）

## A randomized clinical trial of a tailored comprehensive care treatment program for temporomandibular disorders.

### 顎関節症へのオーダーメイドの包括的な治療計画に関するランダム化比較試験

Dworkin SF, Turner JA, Mancl L, Wilson L, Massoth D, Huggins KH, LeResche L, Truelove E.

**目的：**身体的所見とは別に、自らの病状に心理社会的な適応ができない顎関節症(TMD)患者に対する認知行動療法(CBT)の有効性を調査すること。

**方法：**ランダム化比較試験において、TMD専門医が従来行う治療と6セッションのCBT介入とで比較した。被験者の取り込みの際には顎関節症の研究用診断基準(RDC/TMD)におけるⅡ軸を用い、身体所見(すなわちⅠ軸)とは別に、被験者のTMD疼痛関連の日常生活への支障度を評価した。

**結果：**治療後の評価はベースラインの評価より約4ヵ月後に行ったが、従来どおりの治療を行った群と比較して、包括的治療を行った群では疼痛の強さは有意に低い値を示し、TMD疼痛のコントロール能力が有意に増加し、また、TMD疼痛関連の日常生活への支障度は、有意に低い値を示した($P=0.07$)。1年後の評価では、全被験者が改善傾向を示した。1年後には包括的治療を行った群と従来どおりの治療を行った群とでは、疼痛、疼痛のコントロール、日常生活への支障度における差は認めなかった。1年後には、心理社会的に問題のあるTMD患者はベースラインでより良い心理社会的適応状態であった患者と比較して、疼痛、支障度は同レベルか高いレベルを示した。

**結論：**精神的、心理社会的にとても不安定な患者への6セッションのCBTは、さまざまな疼痛関連事項を改善するのに効果的であったが、セッションが終わった後のさらなる改善を評価するには介入が短すぎた。治療の満足度や有効性などの患者評価は両群ともに高かったが、包括的治療群では有意に高いものとなった。

（J Orofac Pain 2002;16(4):259-276.）

---

AIMS:To test the usefulness of tailoring cognitive-behavioral therapy (CBT) for patients with temporomandibular disorders (TMD) who demonstrated poor psychosocial adaptation to their TMD condition, independent of physical diagnosis.
METHODS:A randomized clinical trial compared a 6-session CBT intervention delivered in conjunction with the usual TMD treatment to the usual conservative treatment by TMD specialist dentists. For study inclusion, Research Diagnostic Criteria for Temporomandibular Disorders (RDC/TMD), Axis II criteria, were used to target patients with elevated levels of TMD pain-related interference with daily activities, independent of physical diagnosis (i.e., Axis I).
RESULTS:At the post-treatment assessment, about 4 months after the baseline evaluations, the comprehensive care group, when compared to the usual treatment group, showed significantly lower levels of characteristic pain intensity, significantly higher self-reported ability to control their TMD pain, and a strong trend ($P = .07$) toward lower pain-related interference in daily activities. From post-intervention to 1-year follow-up, all subjects showed improvement. At the 1-year follow-up, the comprehensive care group, while not losing any of its early gains, was not significantly different from the usual care group with regard to reported levels of pain, ability to control pain, and levels of interference in activities. For many of these psychosocially disabled TMD patients, pain and interference 1 year after treatment remained at the same or higher levels than those observed at baseline among a group of patients selected for a separate randomized clinical trial on the basis of better psychosocial adaptation.
CONCLUSION:The 6-session CBT intervention for patients with heightened psychologic and psychosocial disability was effective in improving pain-related variables over the course of the CBT in conjunction with usual treatment, but was too brief an intervention to result in further improvement after the sessions ended. Patient ratings of treatment satisfaction and helufulness were high for both groups, but they were significantly higher for the comprehensive care group.

# TMD and CBT

# Dysfunctional patients with temporomandibular disorders: evaluating the efficacy of a tailored treatment protocol.

## 顎関節症による機能障害のある患者について：オーダーメイド治療のプロトコールの効果を評価する

Turk DC, Rudy TE, Kubinski JA, Zaki HS, Greco CM.

　顎関節症（TMDs）による機能障害（高度の疼痛、活動妨害、情動障害、低度の認知制御など）のある患者48名を口腔内装置（IA）バイオフィードバックによるストレス対処（SM）、非指示的で対症的なカウンセリング（SC）を行う群（IA+SM+SC群）、または、認知療法（CT）を含むオーダーメイド治療とIAとSMを行う群（IA+SM+CT群）の2群に無作為に割付した。治療前と治療後6ヵ月の比較では、一連の身体的・心理的・行動的計測値は両群ともに統計学的に有意に減少した。しかし、IA+SM+CT群では疼痛、抑うつ症状、投薬使用においてより有意な減少を示した。また、筋の触診による疼痛や、疼痛の重症度、抑うつ症状、投薬使用において、その後のフォローアップでも継続的に改善傾向を示したのはIA+SM+CT群のみであった。上記結果より、顎関節症による機能障害に対しては、オーダーメイド治療が効果的であることがわかる。

（J Consult Clin Psychol 1996;64( 1 ):139-146.）

Forty-eight dysfunctional patients (i.e., high levels of pain, interference, and affective distress and low levels of perceived control) with temporomandibular disorders (TMDs) were randomly assigned either to a treatment consisting of an intraoral appliance (IA) and stress management with biofeedback (SM) plus nondirective, supportive counseling (SC) -- IA + SM + SC -- or to a customized treatment that included cognitive therapy (CT) with the IA and SM--IA + SM + CT. Both treatment groups reported statistically significant reductions on a set of physical, psychosocial, and behavioral measures posttreatment and at a 6-month follow-up. However, the intervention that included CT demonstrated significantly greater reductions in pain, depression, and medication use. Only the groups receiving the treatment that included the CT demonstrated continued improvements to the follow-up on pain associated with muscle palpation, self-reported pain severity, depression, and use of medications. These results support the efficacy of the tailored treatment for dysfunctional TMD.

# TMD・咬合のための重要12キーワード（関連性の高い論文和訳）

## 患者の認知や対処行動を変えることによって、顎関節症治療のアウトカムを予測できるか？

**目的**：本研究では、治療により TMD 患者の疼痛関連の認知や対処行動を変化させることで、症状や身体障害を改善させられるかどうか、また、患者の治療後の認知や対処行動により将来的な疼痛や機能について予測できるかどうかを調査することにより、顎関節症（TMD）に対する認知行動モデルの妥当性を評価した。

**被験者**：保健維持機構（HMO）または歯科大学を受診した139名の TMD 患者で、通常の治療に加えて認知行動療法を行った者と行っていない者とがいた。

**評価項目／デザイン**：疼痛、身体障害、抑うつ傾向、客観的身体障害、疼痛の認知と対処行動について、治療前、治療後3ヵ月、12ヵ月で調査した。

**結果**：疼痛への対処能力の上昇と、病態認識や消極的な対処行動の減少が認められたのは、治療前から3ヵ月後で疼痛や開口障害、抑うつ傾向が改善したからと考える。3ヵ月後の患者の認知や対処行動からは、12ヵ月後の疼痛や身体心理的機能について十分には予測できなかった。しかしながら、3ヵ月後における消極的な対処行動や疼痛コントロール能力の低さからは12ヵ月後の活動障害を十分に予測できた。

**結論**：治療前から3ヵ月後の認知や対処行動の変化は、従来の歯科治療に加えて認知行動療法を受けたり受けなかったりした後の TMD 患者の改善に対して、中等度の関連性を認める。病態認知や、消極的な対処行動、疼痛のコントロールができない状況をより減らすための介入を考案し、こうした変化が症状や身体障害の改善に役立つかどうかを調査するためにも、さらなる研究が必要である。

（Turner JA, et al. Clin J Pain 1995;11( 3 ):177-188.）

## 顎関節症関連急性疼痛のある患者に対する早期介入の有効性：1年間の調査

**背景**：顎関節症（TMD）関連疼痛が急性から慢性へ進行するリスクの高い患者に対して、生物社会心理的な介入を行った場合の有効性を評価するために、ランダム化臨床試験を実施した。

**方法**：予測アルゴリズムを用いて被験者のリスクを分類し、被験者を早期介入群（EI）と非介入群（NI）に無作為に割付した。EI 群には認知行動療法とバイオフィードバック療法を実施した。疼痛や心理社会的因子に関する測定は研究への取り込み時と1年後とに行った。被験者の自己申告型の疼痛レベルは、アナログスケールと触診時の反応により測定した。

**結果**：1年後、EI 群被験者の疼痛レベルや抑うつ症状は有意に低かった。1年間で顎関節関連疼痛のための医療機関受診は NI 群の方が EI 群より多かった。また、1年間で EI 群と比較して NI 群は身体障害が12.5倍、不安障害が7倍、情動障害が2.7倍も多い傾向にあった。

**結論**：EI 群の被験者はこの1年で疼痛レベルが減少し、対処能力を習得し、心理的なストレスが軽減された。

**臨床的意義**：TMD 関連疼痛は複雑であるため、最大の持続可能な結果を得るためには、早期の生物社会心理的な介入が必要である。

（Gatchel RJ, et al. J Am Dent Assoc 2006;137( 3 ):339-347.）

## 顎関節症疼痛への簡易認知行動療法：
## 日常の電子的アウトカムとプロセスの測定

　患者のアウトカム（活動の支障、疼痛強度、顎運動制限、抑うつ症状）とプロセス（疼痛関連思考、破局的思考、対処行動）とに関する日常のインターネット上の電子的評価によって、慢性顎関節症に対する簡易認知行動療法を評価した。TMD 患者（n=158）は無作為に 4 回隔週で疼痛への認知行動療法（CB pain management training：PMT）またはセルフケア療法（self-care management：SCM）のセッションを受け、8 週間の治療期間中にインターネット上の電子的インタビューに 1 日 3 回回答した。50% 以上の回答率があり、6 週以上回答した126人の患者データを解析した。重回帰分析により、日常のアウトカム測定値においては両群間で統計学的に有意な差は認めなかったが、日常のプロセス測定値では PMT 群の方が改善傾向を示した。1 週目から 8 週目で PMT 群の方が SCM 群より有意に改善したのは、日常生活への支障度と顎運動障害で、臨床的意義のある50% 以上の改善を認めた。本研究は、慢性疼痛治療における多様なアウトカムとプロセスを評価するインターネット上の電子的方法である点で新しく、そうした方法の実現可能性と有効性を裏づけている。短期間の認知行動療法は、患者サブグループの破局的思考を減らし、疼痛への認知制御を増大させ、生活への支障度や顎運動制限を改善するのに有効であった。時間的な経過への影響があるかどうかを調査するために、長期的なフォローアップを継続する。

（Turner JA, et al. Pain 2005;117( 3 ):377-387.）

## TMD 疼痛への簡易認知行動療法：
## 治療による長期間のアウトカムとモデレーター

　本研究の目的は顎関節症関連の疼痛に対する簡易認知行動療法（ 6 〜 8 セッション）が疼痛、疼痛に関連した日常生活への妨害、抑うつ傾向の軽減に効果があるかどうかを調査することである。被験者は少なくとも 3 ヵ月以上顎関節部への疼痛が継続している患者101名で、標準治療群（STD;n=49）か標準治療 + 認知行動療法群（STD+CBT;n=52）に無作為に割付けられた。6、12、24、36、52週間後に評価をした。線形混合モデル解析の結果、両群ともに疼痛は有意に減少し、STD 群と比較して STD+CBT 群の方が長期間で大幅に疼痛が減少した。身体化、自己効力感、治療への意欲はアウトカムの顕著なモデレーターであった。すなわち、身体化が低く、自己効力感や意欲は高かった。また、STD+CBT 群は長期間で疼痛の値がより低かった。身体化は疼痛関連の機能障害に対する治療効果の顕著なモデレーターでもあった。STD+CBT 群の治療を受けている間、身体化は継続的に低い値を示し、疼痛関連の機能障害が低い結果となった。簡潔な認知行動療法は TMD における疼痛、生活妨害、抑うつ症状の大幅減少する効果があり、認知行動療法を加えること身体化が低い患者ほど、また自己効力感が強く治療に意欲的な患者ほど、より効果があるという結論になった。

（Litt MD, et al. Pain 2010;151( 1 ):110-116.）

TMD・咬合のための重要12キーワード

# 6 TMD and Bruxism
TMDとブラキシズム

ブラキシズムとは、歯のグライディングあるいはクレンチングなどに代表される反復性の顎筋の活動であり、睡眠時ブラキシズムと覚醒時ブラキシズムに分けられる。睡眠時ブラキシズムは顎関節症の増悪因子の1つとされ、起床時の疼痛に関与することが考えられていたが、これまでの研究結果を調査するとブラキシズムと顎関節症の関連性はいまだ不明確である。また睡眠時ブラキシズムは中枢性に発生することがわかっており、睡眠時と覚醒時のブラキシズムは区別して対応することが求められている。

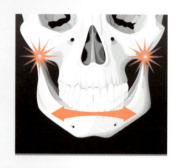

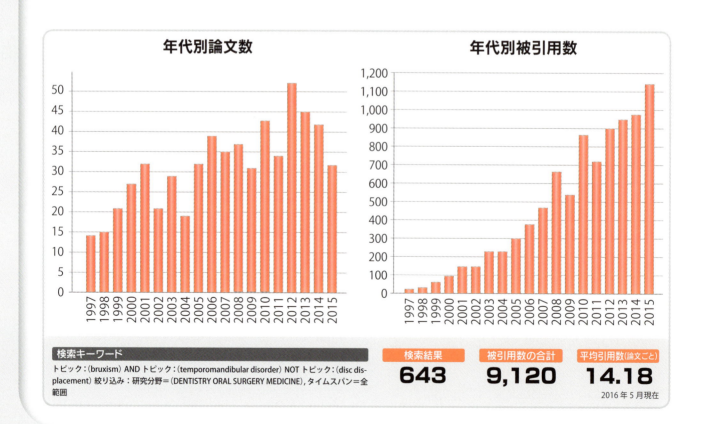

検索キーワード
トピック：(bruxism) AND トピック：(temporomandibular disorder) NOT トピック：(disc displacement) 絞り込み：研究分野＝(DENTISTRY ORAL SURGERY MEDICINE), タイムスパン＝全範囲

検索結果 **643**　被引用数の合計 **9,120**　平均引用数(論文ごと) **14.18**

2016年5月現在

## 6 TMD and Bruxism

# トムソン・ロイターが選んだベスト**20**論文

| タイトル・和訳 | 2012年 | 2013年 | 2014年 | 2015年 | 合計引用数 | 平均引用数（1年ごと） |
|---|---|---|---|---|---|---|
| **引用数 1位** Lavigne GJ, Khoury S, Abe S, Yamaguchi T, Raphael K. Bruxism physiology and pathology: an overview for clinicians. J Oral Rehabil 2008 ;35( 7 ):476-494.<br>ブラキシズムの生理と病理：臨床家への概説 | 27 | 28 | 30 | 31 | 166 | 18.44 |
| **引用数 2位** Lobbezoo F, Naeije M. Bruxism is mainly regulated centrally, not peripherally. J Oral Rehabil 2001 ;28(12):1085-1091.<br>ブラキシズムは末梢性ではなく主に中枢性である | 16 | 14 | 19 | 19 | 161 | 10.06 |
| **引用数 3位** Magnusson T, Egermark I, Carlsson GE. A longitudinal epidemiologic study of signs and symptoms of temporomandibular disorders from 15 to 35 years of age. J Orofac Pain 2000 ;14( 4 ):310-319.<br>15歳から35歳に至る顎関節症の徴候と症状についての長期的疫学研究 | 10 | 13 | 9 | 14 | 147 | 8.65 |
| **引用数 4位** Dao TT, Lavigne GJ. Oral splints: the crutches for temporomandibular disorders and bruxism? Crit Rev Oral Biol Med 1998; 9 ( 3 ):345-361.<br>口腔スプリント：顎関節症とブラキシズムの助けとなるか？ | 9 | 12 | 9 | 9 | 135 | 7.11 |
| **引用数 5位** Lobbezoo F, Lavigne GJ. Do bruxism and temporomandibular disorders have a cause-and-effect relationship? J Orofac Pain 1997 ; 11( 1 ):15-23.<br>ブラキシズムと顎関節症には因果関係があるのか？ | 8 | 7 | 6 | 4 | 132 | 6.6 |
| **引用数 6位** Magnusson T, Egermarki I, Carlsson GE. A prospective investigation over two decades on signs and symptoms of temporomandibular disorders and associated variables. A final summary. Acta Odontol Scand 2005 ;63( 2 ):99-109.<br>顎関節症の徴候と症状および関連因子についての20年間の追跡調査：最終総論 | 13 | 9 | 11 | 10 | 102 | 8.5 |
| **引用数 7位** List T, Wahlund K, Wenneberg B, Dworkin SF. TMD in children and adolescents: prevalence of pain, gender differences, and perceived treatment need. J Orofac Pain 1999;13( 1 ): 9 -20.<br>小児と青年の顎関節症：疼痛有病率、性差および治療の必要性 | 6 | 5 | 5 | 9 | 102 | 5.67 |

# TMD・咬合のための重要12キーワード（関連性の高い論文和訳）

## トムソン・ロイターが選んだベスト**20**論文

| | タイトル・和訳 | 2012年 | 2013年 | 2014年 | 2015年 | 合計引用数 | 平均引用数（1年ごと） |
|---|---|---|---|---|---|---|---|
| 引用数 **8**位 | Egermark I, Carlsson GE, Magnusson T. A 20-year longitudinal study of subjective symptoms of temporomandibular disorders from childhood to adulthood. Acta Odontol Scand 2001 ;59( 1 ):40-48.<br>小児期から成人までの主観的顎関節症症状に関する20年間の長期的研究 | 6 | 6 | 8 | 10 | 91 | 5.69 |
| 引用数 **9**位 | Manfredini D, Lobbezoo F. Role of psychosocial factors in the etiology of bruxism. J Orofac Pain 2009 ;23( 2 ):153-166.<br>ブラキシズムの病因における心理社会的因子の役割 | 14 | 12 | 18 | 29 | 90 | 11.25 |
| 引用数 **10**位 | Velly AM, Gornitsky M, Philippe P. Contributing factors to chronic myofascial pain: a case-control study. Pain 2003 ;104( 3 ):491-499.<br>慢性筋筋膜痛に関連する因子：ケースコントロールスタディー | 8 | 15 | 3 | 6 | 89 | 6.36 |
| 引用数 **11**位 | Kato T, Thie NM, Huynh N, Miyawaki S, Lavigne GJ. Topical review: sleep bruxism and the role of peripheral sensory influences. J Orofac Pain 2003 ;17( 3 ):191-213.<br>話題のレビュー：睡眠時ブラキシズムと末梢センサーの影響による役割 | 11 | 7 | 4 | 9 | 87 | 6.21 |
| 引用数 **12**位 | Egermark I, Magnusson T, Carlsson GE. A 20-year follow-up of signs and symptoms of temporomandibular disorders and malocclusions in subjects with and without orthodontic treatment in childhood. Angle Orthod 2003 ;73( 2 ):109-115.<br>小児期の矯正治療の有無と、顎関節症の徴候や症状と不正咬合についての20年間の追跡調査 | 12 | 10 | 3 | 5 | 83 | 5.93 |
| 引用数 **13**位 | Glaros AG, Tabacchi KN, Glass EG. Effect of parafunctional clenching on TMD pain. J Orofac Pain 1998;12( 2 ):145-152.<br>顎関節症の疼痛に対する非機能的クレンチングの影響 | 1 | 3 | 3 | 4 | 82 | 4.32 |
| 引用数 **14**位 | List T, Axelsson S. Management of TMD: evidence from systematic reviews and meta-analyses. J Oral Rehabil 2010;37( 6 ):430-451.<br>顎関節症の管理：システマティックレビューとメタアナリシスによるエビデンス | 18 | 17 | 11 | 20 | 81 | 11.57 |

## 6 TMD and Bruxism

# トムソン・ロイターが選んだベスト**20**論文

| タイトル・和訳 | 2012年 | 2013年 | 2014年 | 2015年 | 合計引用数 | 平均引用数（1年ごと） |
|---|---|---|---|---|---|---|
| 引用数 **15位** Manfredini D, Lobbezoo F. Relationship between bruxism and temporomandibular disorders: a systematic review of literature from 1998 to 2008. Oral Surg Oral Med Oral Pathol Oral Radiol Endod 2010;109( 6 ):e26-50. ブラキシズムと顎関節症との関係：1998年から2008年の文献のシステマティックレビュー | 17 | 16 | 21 | 20 | 81 | 11.57 |
| 引用数 **16位** Sankhla C, Lai EC, Jankovic J. Peripherally induced oromandibular dystonia. J Neurol Neurosurg Psychiatry 1998;65( 5 ):722-728. 末梢性に誘発された顎顔面領域のジストニア | 4 | 3 | 3 | 1 | 80 | 4.21 |
| 引用数 **17位** Lobbezoo F, Van Der Zaag J, Naeije M. Bruxism: its multiple causes and its effects on dental implants - an updated review. J Oral Rehabil 2006;33( 4 ):293-300. ブラキシズム：その多様な原因と歯科インプラントに対する影響 - 今日のレビュー | 11 | 11 | 12 | 8 | 79 | 7.18 |
| 引用数 **18位** Smith MT, Wickwire EM, Grace EG, Edwards RR, Buenaver LF, Peterson S, Klick B, Haythornthwaite JA. Sleep disorders and their association with laboratory pain sensitivity in temporomandibular joint disorder. Sleep 2009;32( 6 ):779-790. 睡眠障害と顎関節症における実験的疼痛感受性との関連について | 10 | 19 | 9 | 15 | 77 | 9.62 |
| 引用数 **19位** Carlsson GE, Egermark I, Magnusson T. Predictors of bruxism, other oral parafunctions, and tooth wear over a 20-year follow-up period. J Orofac Pain 2003;17( 1 ):50-57. 20年間のフォローアップによるブラキシズム、他の口腔異常機能、歯の咬耗の予測 | 8 | 3 | 4 | 11 | 76 | 5.43 |
| 引用数 **20位** Koyano K, Tsukiyama Y, Ichiki R, Kuwata T. Assessment of bruxism in the clinic. J Oral Rehabil 2008;35( 7 ):495-508. 臨床でのブラキシズムの評価 | 7 | 9 | 15 | 14 | 70 | 7.78 |

# Bruxism physiology and pathology: an overview for clinicians.

## ブラキシズムの生理と病理：臨床家への概説

Lavigne GJ, Khoury S, Abe S, Yamaguchi T, Raphael K.

　覚醒時ブラキシズムはクレンチングの自覚と定義される。その保有率は成人の20％と報告されている。覚醒時ブラキシズムは主に神経性チックやストレスへの応答と関連する。ストレスや不安はリスクファクターと考えられているが、覚醒時ブラキシズムの生理と病理はわかっていない。睡眠時のグラインディングの自覚（スリープパートナーや家族の指摘による）は人口の8％と報告されている。睡眠時ブラキシズムは近年では睡眠関連運動障害と分類されている行動である。

　咬合因子の睡眠時ブラキシズムの病因へのかかわりを支持しているエビデンスはあまりない。近年の報告では、睡眠時ブラキシズムは睡眠にかかわる微少覚醒（睡眠時1時間に8～14回繰り返される自動的な心活動と呼吸活動の増加と定義される）の次に起こるといわれており、リズミカルな咀嚼筋運動（RMMA: rhythmic masticatory muscle activity）や、睡眠時ブラキシズムの発生における遺伝的要因や上気道抵抗の役割についての調査がなされている。さらには睡眠時ブラキシズムにおけるRMMAは急速眼球運動の数分前に頻発し、睡眠ステージの移行に関するメカニズムが睡眠時ブラキシズムを促進する運動ニューロンに影響を与えていると考えられている。最後に、ブラキシズムは健常者にもみられる行動であるが、歯のダメージや痛み、社会的／夫婦間葛藤などに関連する疾患になった場合、治療が必要であることは明白であるようだ。

（J Oral Rehabil 2008;35(7):476-494.）

> Awake bruxism is defined as the awareness of jaw clenching. Its prevalence is reported to be 20% among the adult population. Awake bruxism is mainly associated with nervous tic and reactions to stress. The physiology and pathology of awake bruxism is unknown, although stress and anxiety are considered to be risk factors. During sleep, awareness of tooth grinding (as noted by sleep partner or family members) is reported by 8% of the population. Sleep bruxism is a behaviour that was recently classified as a 'sleep-related movement disorder'. There is limited evidence to support the role of occlusal factors in the aetiology of sleep bruxism. Recent publications suggest that sleep bruxism is secondary to sleep-related micro-arousals (defined by a rise in autonomic cardiac and respiratory activity that tends to be repeated 8-14 times per hour of sleep). The putative roles of hereditary (genetic) factors and of upper airway resistance in the genesis of rhythmic masticatory muscle activity and of sleep bruxism are under investigation. Moreover, rhythmic masticatory muscle activity in sleep bruxism peaks in the minutes before rapid eye movement sleep, which suggests that some mechanism related to sleep stage transitions exerts an influence on the motor neurons that facilitate the onset of sleep bruxism. Finally, it remains to be clarified when bruxism, as a behaviour found in an otherwise healthy population, becomes a disorder, i.e. associated with consequences (e.g. tooth damage, pain and social/marital conflict) requires intervention by a clinician.

# TMD and Bruxism

## Bruxism is mainly regulated centrally, not peripherally.

ブラキシズムは末梢性ではなく主に中枢性である

Lobbezoo F, Naeije M.

　ブラキシズムは議論の的となる現象である。その定義と診断方法は、この疾患の病因に関する文献が難解であるという状況の一因となっている。しかしながら、その病因の多因子性についてのコンセンサスがあり、末梢的な（形態学的な）要因に加えて、中枢的な（病態生理学的、心理学的）要因が認められている。以前は咬合不調和や顎顔面領域の骨構造の解剖のような、形態学的な要因がブラキシズムの主な原因因子と考えられていた。今日では、これらの因子は仮に影響したとしても小さいものである。近年のフォーカスは病態生理学的な要因に、より向けられている。たとえば、ブラキシズムは睡眠覚醒応答の一部であると考えられている。それに加えて、ブラキシズムは中枢神経系のさまざまな神経伝達物質により賦活されているようである。より具体的には、中枢ドーパミン作動性システムを阻害することがブラキシズムを引き起こす。さらに、喫煙、飲酒、ドラッグ、病気、心的外傷のような要因がブラキシズムの病因に関係している可能性がある。ストレスや性格のような心理的な要因もまた、ブラキシズムとの関連があるといわれている。しかしながら、これらの要因に関する研究では明確な結果が出ておらず、さらなる研究が必要である。すべてのエビデンスをまとめると、ブラキシズムは末梢的にではなく、主に中枢的にコントロールされているようである。

（J Oral Rehabil 2001 ;28(12):1085-1091.）

Bruxism is a controversial phenomenon. Both its definition and the diagnostic procedure contribute to the fact that the literature about the aetiology of this disorder is difficult to interpret. There is, however, consensus about the multifactorial nature of the aetiology. Besides peripheral (morphological) factors, central (pathophysiological and psychological) factors can be distinguished. In the past, morphological factors, like occlusal discrepancies and the anatomy of the bony structures of the orofacial region, have been considered the main causative factors for bruxism. Nowadays, these factors play only a small role, if any. Recent focus is more on the pathophysiological factors. For example, bruxism has been suggested to be part of a sleep arousal response. In addition, bruxism appears to be modulated by various neurotransmitters in the central nervous system. More specifically, disturbances in the central dopaminergic system have been linked to bruxism. Further, factors like smoking, alcohol, drugs, diseases and trauma may be involved in the bruxism aetiology. Psychological factors like stress and personality are frequently mentioned in relation to bruxism as well. However, research to these factors comes to equivocal results and needs further attention. Taken all evidence together, bruxism appears to be mainly regulated centrally, not peripherally.

# A longitudinal epidemiologic study of signs and symptoms of temporomandibular disorders from 15 to 35 years of age.

## 15歳から35歳に至る顎関節症の徴候と症状についての長期的疫学研究

Magnusson T, Egermark I, Carlsson GE.

**目的**：疫学的な集団において20年以上にわたり顎関節症の徴候や症状の進行を調査し、これらの徴候や症状、その他の因子との関連を可能な限り分析することである。

**方法**：顎関節症の徴候や症状を臨床的および問診により診査し、15歳の被験者をランダムに135名選出した。5年、10年、20年後に同じ方法で検査を行った。20年後には被験者は35歳になっており、124名（92％）が追跡でき、彼らには質問票を送付し、臨床検査に招いた。返答率は高く、114名（92％）の被験者が問診票を完全に仕上げて返答し、100名（81％）が臨床試験に参加した。

**結果**：20年間で、問診での症状と臨床的な徴候の相当な変動を認めたが、重度の疼痛や咀嚼機能システムに障害が起こるほど進行した者は稀であった。15歳時と35歳時において、13％が1つまたは複数の顎関節症状を報告していた。35歳時では、以前の調査よりも少なくなっており、3名の被験者（3％）だけでHelkimo指数により重度もしくは中程度の臨床的な徴候を認めた。女性は男性よりも多くの顎関節症状、頭痛、筋のこわばり、関節雑音を認めた。調査した変数の相関は主に弱く、もっとも高い相関（rs=0.4）はクレンチングとブラキシズムの習慣、関節雑音、顎の疲労において認められた。

**考察**：15歳から35歳までを追跡した疫学研究では、顎関節症の徴候や症状の変動は認められた。重度な痛みになっている者や機能障害を起こしている者はごく稀であった。

（J Orofac Pain 2000;14(4):310-319.）

---

AIMS:To study the development over 20 years of signs and symptoms of temporomandibular disorders (TMD) in an epidemiologic sample and to analyze possible correlations between these signs and symptoms and some other variables.
METHODS:The original group comprised 135 randomly selected 15-year-old subjects who were examined clinically and by means of a questionnaire for signs and symptoms of TMD. The examination was repeated after 5, 10, and 20 years by the same methods. After 20 years, when the original group had reached the age of 35 years, 124 individuals (92%) could be traced, and they were sent a questionnaire and invited for a clinical examination. The response rate was high: 114 subjects (92%) completed and returned the questionnaire, and 100 subjects (81%) attended the clinical examination.
RESULTS:There was a substantial fluctuation of both reported symptoms and clinically recorded signs over the 20-year period, but progression to severe pain and dysfunction of the masticatory system was rare. In both the 15-year-old and 35-year-old subjects, 13% reported 1 or more frequent TMD symptoms. At age 35, only 3 subjects (3%) were classified as having severe or moderate clinical signs of dysfunction according to the Helkimo Index, fewer than in previous investigations. Women reported TMD symptoms and headache and had muscle tenderness and joint sounds more often than men. Correlations between the studied variables were mainly weak. Among the highest correlations found (rs = 0.4) were those between reported clenching and bruxing habits and TMJ sounds and jaw fatigue.
CONCLUSION:In this epidemiologic sample followed from age 15 to 35 years, a substantial fluctuation of TMD signs and symptoms was found over time. Progression to severe pain and dysfunction was extremely rare.

# TMD and Bruxism

## Oral splints: the crutches for temporomandibular disorders and bruxism?

口腔スプリント：顎関節症とブラキシズムの助けとなるか？

Dao TT, Lavigne GJ.

　顎関節症とブラキシズムの治療においてスプリントは広く使用されているにもかかわらず、その作用メカニズムには議論の余地がある。さまざまな仮説が、下顎頭や関節円板の復位、咀嚼筋筋活動の減少、患者の有害な口腔習癖の改善、咬合の変化などの明白な効果を説明するために提唱されている。文献レビューを通して、これらのセオリーのいくつかは不十分であるかつじつまが合っておらず、スプリントの本当の効果についても未解決のままであると結論づけた。しかしながら、比較臨床試験の結果により筋筋膜痛のコントロールにおけるスタビライゼーションスプリントの治療効果（試験中に起こったポジティブな変化を患者が認識したこと）が支持されている。スプリントの効果を支持するデータとそうでないとするものを照らし合わせると、スプリントは疼痛の管理においてもっとも確実な方法というよりも、補佐的に用いるべきものである。睡眠時ブラキシズムに対して、スプリントは習癖を管理する道具として用いたり、その習癖が歯周組織に与えるダメージを抑制するために用いるのが賢明である。TMDやブラキシズムの自然経過や病因についてさらなる調査が必要であり、そうすれば、これらの疾患に対するはっきりとした治療法を開発することができるだろう。

（Crit Rev Oral Biol Med 1998; 9 ( 3 ):345-361.）

Despite the extensive use of oral splints in the treatment of temporomandibular disorders (TMD) and bruxism, their mechanisms of action remain controversial. Various hypotheses have been proposed to explain their apparent efficacy (i.e., true therapeutic value), including the repositioning of condyle and/or the articular disc, reduction in the electromyographic activity of the masticatory muscles, modification of the patient's "harmful" oral behavior, and changes in the patient's occlusion. Following a comprehensive review of the literature, it is concluded that any of these theories is either poor or inconsistent, while the issue of true efficacy for oral splints remains unsettled. However, the results of a controlled clinical trial lend support to the effectiveness (i.e., the patient's appreciation of the positive changes which are perceived to have occurred during the trial) of the stabilizing splint in the control of myofascial pain. In light of the data supporting their effectiveness but not their efficacy, oral splints should be used as an adjunct for pain management rather than a definitive treatment. For sleep bruxism, it is prudent to limit their use as a habit management aid and to prevent/limit dental damage potentially induced by the disorder. Future research should study the natural history and etiologies of TMD and bruxism, so that specific treatments for these disorders can be developed.

## ブラキシズムと顎関節症には因果関係があるのか？

　顎関節症の病因におけるブラキシズムの想定される役割は議論され続けている。一般に、ブラキシズムは顎関節症の診断のための1つ以上の徴候や症状につながると考えられている。その一方で、ブラキシズムは顎関節症と共存している場合もあるため、顎関節症そのものであるとする仮説もある。本論文の文献レビューを通して、ブラキシズムと顎関節症の関係はいまだ不明であると結論づけた。さらなる研究を行い、因果関係を確立するか否定する長期的な疫学データや臨床／研究データを調査しなければならない。そうすることで顎関節症のさまざまなサブグループの存在を考慮し、睡眠関連ブラキシズムと日中のものと区別するべきである。

（Lobbezoo F, et al. J Orofac Pain 1997 ;11( 1 ):15-23.）

## 顎関節症の徴候と症状および関連因子についての20年間の追跡調査：最終総論

　今回の顎関節症に関する長期的調査のサマリーの目的は、20年におよぶ顎関節症の徴候や症状の特徴、その他の調査因子、その因子の相関を示すことである。初めはランダムに選択した402名の7歳、11歳、15歳の被験者に対して、臨床検査および質問調査を行った。同様の検査を4～5年後、10年後、20年後に行った。顎関節症の徴候や症状は主に軽度であったが、幼少期にはすでに認められた。それらの症状は青年期まで増加し、その後は一定であった。重度の痛みや機能障害にまで進行した者は稀で、より明白な症状から自然に回復することもまた稀であった。ブラキシズムと顎関節症状との間に有意な相関が認められ、歯ぎしりのベースラインレポートは20年間の調査によって顎関節症治療の予測因子になることがわかった。咬合因子において、顎関節症の徴候や症状とは非常に弱い関係性しか認められなかった。しかしながら、最後方位（RCP）と咬頭嵌合位（ICP）との間の側方力のかかる咬合や片側性の交叉咬合は、顎関節症を起こす可能性のある局所的なリスクファクターとして、より考慮が必要である。結論として、スウェーデン人の被験者において、幼少期から成人になるまでの20年間で顎関節症の徴候や症状にかなりの変動が認められた。顎関節症治療の要求はすべての試験で低い一方で、確立した治療の必要性は大きくなっている。矯正治療を受けた被験者の1/3は顎関節症の発症というリスクを冒してはいなかった。

（Magnusson T, et al. Acta Odontol Scand 2005 ;63( 2 ):99-109.）

# TMD and Bruxism

## 小児と青年の顎関節症：
## 疼痛有病率、性差および治療の必要性

**目的**：本研究の目的はスウェーデンの Linköping において、一般歯科医院の小児と青年における顎関節症に関する痛みの有病率、性差、治療を受ける必要性を決めることである。

**方法**：合計862名の12歳から18歳までの小児や青年に質問を行い、開口量を測定した。咀嚼系に週に１回かそれ以上痛みがある者は RDC/TMD 診断と神経学的検査により詳細な検査を受けた（グループ１）。グループ２は痛みが週に１回未満のグループである。

**結果**：7％の被験者（862名中63名）は顎関節症の疼痛と診断された。両性とも顎関節症診断の分布は似ていたが、顔面痛は少年よりも少女の方が有意に多く認められた。週に１回以上の痛みの有病率は頭部が21％、こめかみが12％、3％が顔面や顎関節、下顎に認められた。顎関節症に関連する疼痛の有病率は少年よりも少女において有意に高かった。顎関節症状の自己報告はグループ１において有意に多かった。グループ１の痛みの程度、行動評定尺度スコア、薬の使用、学校欠席日数、治療を受ける必要性については有意な性差を認めなかった。

**結論**：顎関節症に関する疼痛は少年よりも少女に多い。週に１回以上の痛みを体験する小児と青年は治療を受ける必要がある。7％の被験者は顎関節症の疼痛と診断された。

（List T, et al. J Orofac Pain 1999;13(1): 9-20.）

## ブラキシズムと顎関節症との関係：
## 1998年から2008年の文献のシステマティックレビュー

**目的**：顎関節症とブラキシズムの関係に関する1998年から2008年に出版された文献をシステマティックにレビューすること。

**研究デザイン**：PubMed でシステマティックサーチを行い、ヒトの顎関節症状とブラキシズムとの関係を評価したすべての研究を検索した。選ばれた文献を２人の著者が PICO に沿って別々に評価した。

**結果**：合計46件が本レビューの議論に入っており、それぞれ質問票／自己申告(n=21)、臨床評価(n=7)、実験(n=7)、歯の摩耗(n=5)、ポリソムノグラフ(n=4)、筋電図(n=2)に分けられた。被験者の中に重度の顎関節症患者が少ないこと、バイアスのかかったブラキシズムの自己診断の使用などの理由のため、いくつかの文献ではブラキシズム-顎関節症の関係の評価の特異度が低いことにより、エビデンスレベルが負の影響を受けていた。

**結論**：ブラキシズムの自己診断や臨床診断に基づく介入は顎関節症の疼痛と正の関連性を示したが、診断時にバイアスや交絡因子の影響を受けている。より定量的かつ特異的なブラキシズムの診断方法に基づいた研究は、顎関節症状との関連がはるかに低かった。前歯部の咬耗は顎関節症の主なリスクファクターではないようである。実験的に起こしたクレンチングは急性の筋圧痛を起こすかもしれないが、顎関節症の疼痛とは似て非なるものである。そのような研究ではブラキシズムと顎関節症の臨床的な関係性は明らかにはできない。

（Manfredini D, et al. Oral Surg Oral Med Oral Pathol Oral Radiol Endod 2010;109(6):e26-50.）

## TMD・咬合のための重要12キーワード

# 7 Occlusal force
### 咬合力

顎口腔系器官、組織のはたらきにより、上下顎の歯あるいは人工歯咬合面間に発現する力のことを咬合力というが、専用の咬合力計を用いて最大荷重を計測する最大咬合力の検査が一般的である。咬合力には個人差があるが、大臼歯部ではその値は100kgを超えることもある。
（日本補綴歯科学会編．歯科補綴学専門用語集　第4版．東京：医歯薬出版，2015より引用改変）

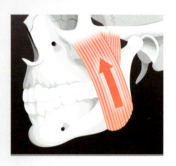

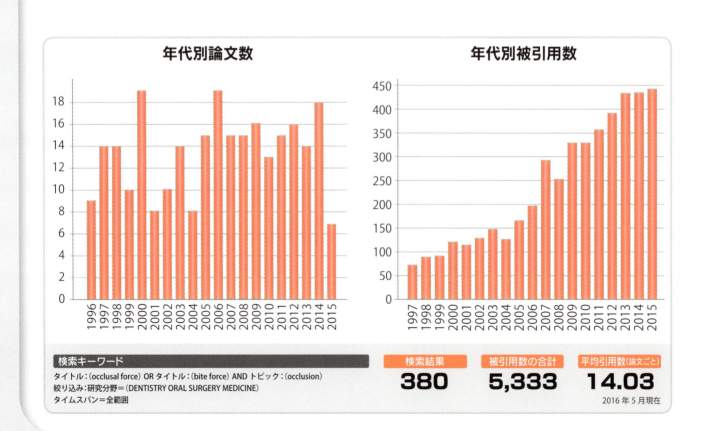

検索キーワード
タイトル：(occlusal force) OR タイトル：(bite force) AND トピック：(occlusion)
絞り込み：研究分野＝(DENTISTRY ORAL SURGERY MEDICINE)
タイムスパン＝全範囲

検索結果 **380**　被引用数の合計 **5,333**　平均引用数(論文ごと) **14.03**

2016年5月現在

## 7 Occlusal force

# トムソン・ロイター ベスト20論文

| 引用数 | | 2012年 | 2013年 | 2014年 | 2015年 | 合計引用数 | 平均引用数（1年ごと） |
|---|---|---|---|---|---|---|---|
| 1位 | Proffit WR, Fields HW, Nixo... long-face adults. J Dent Res ... **normal-face と long-face の成...** | | 15 | 4 | 10 | 238 | 7 |
| 2位 | Gibbs CH, Mahan PE, Lundeen HC, B... WB. Occlusal forces during chewing a... by sound transmission. J Prosthet Den... **音波変換器で測定された咀嚼時および嚥...** | | | 10 | 14 | 201 | 5.58 |
| 3位 | Hidaka O, Iwasaki M, Saito M, Morimoto T. Infl... intensity on bite force balance, occlusal contact... bite pressure. J Dent Res 1999;78( 7 ):1336-1344. **咬合力バランス、咬合接触面積、平均咬合圧に対...グ強度の影響** | | | 14 | 12 | 147 | 8.17 |
| 4位 | De Boever JA, McCall WD Jr, Holden S, Ash MM Jr. Functio... occlusal forces: an investigation by telemetry. J Prosthet De... 1978;40( 3 ):326-333. **機能的咬合力：遠隔測定法による調査** | | | 5 | 4 | 4 | 130 | 3.33 |
| 5位 | Duyck J, Van Oosterwyck H, Vander Sloten J, De Cooman M, Puers R, Naert I. Magnitude and distribution of occlusal forces on oral implants supporting fixed prostheses: an *in vivo* study. Clin Oral Implants Res 2000;11( 5 ):465-475. **口腔インプラント支台固定補綴装置の咬合力の強さと分布：*in vivo* 研究** | | 14 | 7 | 12 | 8 | 110 | 6.47 |
| 6位 | Bakke M, Tuxen A, Vilmann P, Jensen BR, Vilmann A, Toft M. Ultrasound image of human masseter muscle related to bite force, electromyography, facial morphology, and occlusal factors. Scand J Dent Res 1992;100( 3 ):164-171. **咬合力、筋電図検査、顔面形態学、咬合因子に関連したヒト咀嚼筋の超音波画像** | | 3 | 5 | 3 | 4 | 107 | 4.28 |
| 7位 | Tortopidis D, Lyons MF, Baxendale RH, Gilmour WH. The variability of bite force measurement between sessions, in different positions within the dental arch. J Oral Rehabil 1998;25( 9 ):681-686. **歯列内の異なる位置での各セッション間における咬合力測定の変動性** | | 8 | 10 | 6 | 8 | 93 | 4.89 |

# TMD・咬合のための重要12キーワード（関連性の高い論文和訳）

## トムソン・ロイターが選んだベスト**20**論文

| | タイトル・和訳 | 2012年 | 2013年 | 2014年 | 2015年 | 合計引用数 | 平均引用数（1年ごと） |
|---|---|---|---|---|---|---|---|
| 引用数 8位 | Gibbs CH, Mahan PE, Lundeen HC, Brehnan K, Walsh EK, Sinkewiz SL, Ginsberg SB. Occlusal forces during chewing--influences of biting strength and food consistency. J Prosthet Dent 1981;46( 5 ):561-567.<br>咀嚼時の咬合力 ― 咀嚼強度および食品硬性の影響 | 1 | 4 | 2 | 4 | 91 | 2.53 |
| 引用数 9位 | Proffit WR, Fields HW. Occlusal forces in normal- and long-face children. J Dent Res 1983;62( 5 ):571-574.<br>**normal-face** と **long-face** の子どもの咬合力 | 1 | 7 | 4 | 2 | 90 | 2.65 |
| 引用数 10位 | Okiyama S, Ikebe K, Nokubi T. Association between masticatory performance and maximal occlusal force in young men. J Oral Rehabil 2003;30( 3 ):278-282.<br>若年男性の咀嚼力と最大咬合力の関連性 | 12 | 5 | 7 | 5 | 76 | 5.43 |
| 引用数 11位 | van Eijden TM. Three-dimensional analyses of human bite-force magnitude and moment. Arch Oral Biol 1991;36( 7 ):535-539.<br>ヒトの咬合力強度およびモーメントの三次元解析 | 1 | 4 | 2 | 4 | 73 | 2.81 |
| 引用数 12位 | Mansour RM, Reynik RJ. In vivo occlusal forces and moments: I. Forces measured in terminal hinge position and associated moments. J Dent Res 1975;54( 1 ):114-120.<br>ヒトの咬合力とモーメント：1.ターミナルヒンジポジションにおいて測定された力および関連するモーメント | 1 | 3 | 2 | 0 | 73 | 1.74 |
| 引用数 13位 | Throckmorton GS, Buschang PH, Ellis E 3rd. Improvement of maximum occlusal forces after orthognathic surgery. J Oral Maxillofac Surg 1996;54( 9 ):1080-1086.<br>顎矯正手術後の最大咬合力の改善 | 4 | 1 | 6 | 3 | 67 | 3.19 |
| 引用数 14位 | Harada K, Watanabe M, Ohkura K, Enomoto S. Measure of bite force and occlusal contact area before and after bilateral sagittal split ramus osteotomy of the mandible using a new pressure-sensitive device: a preliminary report. J Oral Maxillofac Surg 2000;58( 4 ):370-373; discussion 373-374.<br>新しい感圧装置を使用した両側性下顎枝矢状分割法前後の咬合力と咬合接触面積の測定：予備的レポート | 6 | 3 | 6 | 4 | 66 | 3.88 |

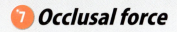

# トムソン・ロイターが選んだベスト20論文

| | タイトル・和訳 | 2012年 | 2013年 | 2014年 | 2015年 | 合計引用数 | 平均引用数（1年ごと） |
|---|---|---|---|---|---|---|---|
| 引用数 15位 | Proffit WR, Turvey TA, Fields HW, Phillips C. The effect of orthognathic surgery on occlusal force. J Oral Maxillofac Surg 1989;47(5):457-463.<br>顎矯正手術の咬合力への影響 | 2 | 0 | 2 | 3 | 64 | 2.29 |
| 引用数 16位 | Glickman I, Smulow JB. Alterations in pathway of gingival inflammation into underlying tissues induced by excessive occlusal forces. J Periodontol 1962;33(1):7.<br>過度の咬合力によって誘発された歯肉炎の下層組織への進行の変化 | 3 | 0 | 0 | 0 | 64 | 1.16 |
| 引用数 17位 | Fields HW, Proffit WR, Case JC, Vig KW. Variables affecting measurements of vertical occlusal force. J Dent Res 1986;65(2):135-138.<br>垂直的咬合力測定に作用する変数 | 2 | 3 | 0 | 2 | 63 | 2.03 |
| 引用数 18位 | Sonnesen L, Bakke M, Solow B. Bite force in pre-orthodontic children with unilateral crossbite. Eur J Orthod 2001;23(6):741-749.<br>片側臼歯部交差咬合の歯列矯正前の子どもの咬合力 | 4 | 7 | 5 | 4 | 62 | 3.88 |
| 引用数 19位 | Graf H, Grassl H, Aeberhar HJ. Method for measurement of occlusal forces in 3 directions. Helv Odontol Acta 1974;18(1):7-11.<br>3方向の咬合力の測定法 | 2 | 1 | 2 | 0 | 62 | 1.44 |
| 引用数 20位 | Mericske-Stern R, Assal P, Mericske E, Bürgin W. Occlusal force and oral tactile sensibility measured in partially edentulous patients with ITI implants. Int J Oral Maxillofac Implants 1995;10(3):345-353.<br>ITIインプラント使用中の部分欠損患者において測定した咬合力および口腔触覚感受性 | 8 | 4 | 2 | 8 | 61 | 2.77 |

# Occlusal forces in normal- and long-face adults.

## normal-face と long-face の成人における咬合力

Proffit WR, Fields HW, Nixon WL.

　石英箔ピエゾ電子的咬合力変換器を用いて、19名の long-face と21名の normal-face の被験者で嚥下時、擬似咀嚼時、最大咬合時の咬合力を評価した。大臼歯において、上下顎間距離が2.5mm と 6 mm のときの咬合力を測定した。long-face 群において、嚥下時、擬似咀嚼時、最大咬合時の咬合力は normal-face 群に比べて、有意に低かった。両群において、上下顎間距離が2.5mm のときと 6 mm のときとでは、咬合力に差を認めなかった。

（J Dent Res 1983;62( 5 ):566-570.）

Using both quartz- and foil-based piezo-electric force transducers, occlusal forces during swallow, simulated chewing, and maximum effort were evaluated in 19 long-face and 21 normal individuals. Forces were measured at 2.5 mm and 6.0 mm molar separation. Long-face individuals have significantly less occlusal force during maximum effort, simulated chewing, and swallowing than do individuals with normal vertical facial dimensions. No differences in forces between 2.5- and 6.0-mm jaw separation were observed for either group.

# 7 Occlusal force

## 引用数 2位

# Occlusal forces during chewing and swallowing as measured by sound transmission.

## 音波変換器で測定された咀嚼時および嚥下時の咬合力

Gibbs CH, Mahan PE, Lundeen HC, Brehnan K, Walsh EK, Holbrook WB.

　咀嚼時と嚥下時における咬合接触期の咬合力は驚くほど高く、最大咬合力の約40%である（咀嚼時36.2%、嚥下時41%）。固定性補綴患者を対象とした咬合力変換器を用いた過去の研究では、咬合力の一部だけの測定であり、咀嚼時の咬合力は本研究のデータよりも低い値であるという印象であった。咬頭嵌合位の咬合の安定は重要であり、臨床的意義は大きい。急傾斜のアンテリアガイダンスでは極端な側方力が生じることはなかった。咬頭嵌合位から離れたり戻ったりするグラインディング時の咬合接触は、咬頭嵌合位での咬合力に比べて短時間、低領域であった。咀嚼時、咬合力のピークは筋活動のピーク後によく生じた。筋活動そのものは咀嚼時の咬合力の発現と直接関係していない。この研究の一部として開発された咀嚼時の音波変換器による上下顎間咬合力測定法は、研究目的には実用的であることが証明された。口腔内の装置は不要であり、力と時間とのタイムラグは15ミリ秒以内で正確であった。

（J Prosthet Dent 1981;46( 4 ):443-449.）

Forces during the phase of occlusal contact during chewing and swallowing are surprisingly high (36.2% and 41%), about 40% of the subject's maximum biting force. Previous studies using transducers in fixed partial dentures measured only a portion of the total force and have given the impression that chewing forces are much less than the data reported in this study. The importance of occlusal stability in the intercuspal position is of utmost clinical significance. Steep anterior guidance does not appear to expose the teeth to extreme lateral forces. The gliding contacts of the teeth while entering and leaving the intercuspal position have been shown to be of short duration and low magnitude when compared with the forces generated in the intercuspal position. During chewing, the peak occlusal force occurred well after the peak EMG activity. EMG activity by itself does not directly correlate with the force generated during chewing. The sound transmission method for measuring interjaw force during chewing, which was developed as part of this project, proved to be practical for research purposes. No intraoral devices are required, and the time relationship to force is accurate to within 15 ms.

# TMD・咬合のための重要12キーワード（関連性の高い論文和訳）

## Influence of clenching intensity on bite force balance, occlusal contact area, and average bite pressure.

## 咬合力バランス、咬合接触面積、平均咬合圧に対するクレンチング強度の影響

Hidaka O, Iwasaki M, Saito M, Morimoto T.

　咬合接触の面積や位置で、咬頭嵌合位での咬合力を、同時に正確に評価するのは困難とされてきた。本研究では、3段階のクレンチングレベルと習慣性咀嚼側の2つの因子に着目し、これらのパラメータの変化を調査した。被験者は正常咬合者とし、近年開発されたシステム（Dental Prescale Occluzer, Fuji Film, Tokyo, Japan）を用いて調査した。クレンチング強度のレベルは、咬筋筋活動により評価され、最大随意咬みしめ時を100％とし、その30％と60％の3つとした。その結果、全歯列の咬合力と咬合接触面積は、クレンチング強度にともなって増加した。反対に、咬合接触面積により咬合力を分析することで得られた平均咬合圧は、クレンチング強度にかかわらず変化しなかった。クレンチング強度が増加するにつれて、前後 - 左右の咬合力のバランス位置が習慣性咀嚼側から正中方向へ有意に移動した（$P<0.01$）。前後方向では、第一大臼歯の遠心側1/3から第二大臼歯の近心側1/3の範囲で安定していた。咬合力と咬合接触面積は主に臼歯部で算出され、クレンチング強度とともに増加したが、上顎の歯でのこれら2つの変数の割合に明らかな変化がみられなかった。上顎同名歯どうしでの咬合力と咬合接触面積の比較では、クレンチングレベルにかかわらず有意差はなかった。また、習慣性咀嚼側の第二大臼歯以外では、最大随意咬みしめの30％のクレンチングレベルでの咬合接触面積がより大きかった。正常咬合者では咬頭嵌合位でクレンチング強度を増加させると、咬合力のバランスが良い位置に調節されるという結果となった。この調節は歯や顎関節へのダメージや過剰負荷を防ぐと考えられる。

（J Dent Res 1999;78( 7 ):1336-1344.）

It has been difficult for investigators to simultaneously and reliably evaluate bite force in the intercuspal position with the area and location of occlusal contacts. This study was designed to investigate the variations in these parameters with respect to two factors: three levels of clenching and the preferred chewing side. Human subjects with normal occlusion were examined with a recently developed system (Dental Prescale Occluzer, Fuji Film, Tokyo, Japan). The three levels of clenching intensity were assessed by masseteric EMG activity and included the maximum voluntary contraction, and 30% and 60% of the maximum. The results indicated that the bite force and occlusal contact area on the whole dental arch increased with clenching intensity. In contrast, the average bite pressure, obtained by dividing the bite force by the contact area, remained unchanged regardless of the clenching intensity. As the clenching intensity increased, the medio-lateral position of the bite force balancing point shifted significantly (*P*<0.01) from the preferred chewing side toward the midline. The antero-posterior position remained stable in a range between the distal third of the first molar and the mesial third of the second molar. The bite force and occlusal contact area, which were mainly on the molars, increased with the clenching intensity, whereas the proportions of these two variables on each upper tooth usually did not change significantly. The exception was the second molar on the non-preferred chewing side. When comparisons were made between pairs of specific upper teeth of same name, usually no significant difference was found in bite force or occlusal contact area, regardless of the clenching level. Again, the exception to this observation was the second molar on the preferred chewing side, which had a larger area at the 30% clenching level. The results in normal subjects suggest that as the clenching intensity increases in the intercuspal position, the bite force adjusts to a position where it is well-balanced. This adjustment may prevent damage and overload to the teeth and temporomandibular joints.

# 7 Occlusal force

引用数 5位

# Magnitude and distribution of occlusal forces on oral implants supporting fixed prostheses: an *in vivo* study.

## 口腔インプラント支台固定補綴装置の咬合力の強さと分布： *in vivo* 研究

Duyck J, Van Oosterwyck H, Vander Sloten J, De Cooman M, Puers R, Naert I.

　応力は口腔インプラントの治療結果に対する決定的な要因とする考えが高まっているため、口腔インプラントの生体力学に関係する知識を広げることが必要である。本研究の目的は、インプラント支台固定性補綴装置にかかる咬合力の分布や強さについて調査することである。これは *in vivo* 研究であり、これらの力を定量化、定性化することで可能となり、これは応力の強さだけでなくそのタイプ（垂直的応力や曲げモーメント）も記録されることを意味する。インプラント支台のボーンアンカードブリッジを行った13名を被験者として選択した。支台となったインプラントの咬合力は、ひずみゲージアバットメントを用い、補綴装置咬合面上の複数箇所に対して規格化された50Nを荷重負荷したときと、最大咬合接触面積での最大咬合時について定量的、定性的評価を行った。試験は、すべてインプラント（5本または6本）で支持された補綴装置上、および4本または3本のみのインプラントで支持された補綴装置上で行われた。多くの個人内変動があったにもかかわらず、それぞれの条件間にインプラントの負荷における明らかな違いが認められた。補綴装置のカンチレバー部の負荷は、負荷をかけた場所にもっとも近いインプラントへのかなりの圧縮応力と、他のインプラントへの低圧縮応力や引っ張り応力を誘発するヒンジ効果の原因となった。平均的には、インプラント本数を減らした場合高い応力が認められた。曲げモーメントは3本のみのインプラントを用いた場合がもっとも高い結果となった。

（Clin Oral Implants Res 2000;11( 5 ):465-475.）

Since loading is increasingly believed to be a determining factor in the treatment outcome with oral implants, there is a need to expand the knowledge related to the biomechanics of oral implants. The aim of this study is to gain insight in the distribution and magnitude of occlusal forces on oral implants carrying fixed prostheses. This is done by *in vivo* quantification and qualification of these forces, which implies that not only the magnitude of the load but also its type (axial force or bending moment) will be registered. A total of 13 patients with an implant supported fixed full prosthesis were selected. Occlusal forces on the supporting implants were quantified and qualified during controlled load application of 50 N on several positions along the occlusal surface of the prostheses and during maximal biting in maximal occlusion by use of strain gauged abutments. The test was conducted when the prostheses were supported by all (5 or 6) implants and was repeated when the prostheses were supported by 4 and by 3 implants only. Despite considerable inter-individual variation, clear differences in implant loading between these test conditions were seen. Loading of the extension parts of the prostheses caused a hinging effect which induced considerable compressive forces on the implants closest to the place of load application and lower compressive or tensile forces on other implants. On average, higher forces were observed with a decreasing number of supporting implants. Bending moments were highest when 3 implants only were used.

# TMD・咬合のための重要12キーワード（関連性の高い論文和訳）

## 咬合力、筋電図検査、顔面形態学、咬合因子に関連したヒト咀嚼筋の超音波画像

　ヒト咬筋表面の皮膚上でもっとも厚い横断面と思われる部位のヒト咬筋厚径について、1cm間隔で3方向から超音波を用いて測定した。本研究は、24本以上残存歯が存在し、顎関節障害のない13名の21～28歳の女性を対象とした。超音波検査により、異なる腱構造の筋肉が明確に表示された。筋安静時の測定部位の平均厚径は8.83～11.08mmであり、筋収縮時の厚径は平均9.84～12.57mmで、有意に増加していた。本研究により、一般に咬筋の機能に関連するパラメータと同様に、筋厚径と機能時の筋との関連性が示された。厚い皮膚表面前部の筋厚径は、系統的にも統計的にも、咬合力、咬合接触およびセファロ画像データ（前方顔面高、垂直的顎間関係、下顎角）と関連していた。超音波検査は、顎筋機能や頭蓋下顎システムとの相互作用とのパラメータを評価するには単純で再現可能な方法であると結論づけた。

（Bakke M, et al. J Dent Res 1992;100(3):164-171.）

## 歯列内の異なる位置での各セッション間における咬合力測定の変動性

　異なる状況における咬合力変換器の設置部位での咬合力測定に対する影響を調査した。被験者は8名で、最大随意噛みしめ時の咬合力を測定した。咬合力変換器の位置は異なる変換器のパターンとし、それぞれ上下顎の前歯の間、片側での第二小臼歯と第一大臼歯の間、両側の第二小臼歯と第一大臼歯の間の3ヵ所とした。咬合力について視覚的にフィードバックをかけて行った。1セット5回の最大咬みしめを行い、1回の休憩後に、再度1セットを行った。変換器の位置を変える本法の実験を、日を変えて3日実施した。最大咬合力(平均580 N、標準偏差235)は両側臼歯位置で認められ、最小咬合力(平均286 N、標準偏差164)は前歯部間であった。咬合力の平均値の標準偏差を変動性の検討に用い、ノンパラメトリック分散分析(Kruslal-Wallis)で統計解析した。それぞれの咬合力変換器の設置部位には統計学的有意差が認められ($P<0.01$)、片側臼歯で測定した最大咬合力だけ変動性が高かった。歯列内の同じ変換器位置における異なる測定日での咬合力には、弱い有意差($P>$ または $=0.05$)が認められ、異なる変換器位置でも同じ傾向が認められた。

（Tortopidis D, et al. Oral Rehabil 1998;25(9):681-686.）

# 7 Occlusal force

## 咀嚼時の咬合力
## ― 咀嚼強度および食品硬性の影響

　口腔内に入った食品は嚥下されるまでの間、食品の性状が変化する。本研究では異なる硬性食品に対する咀嚼システムの変化について調査した。研究には、咀嚼時の音波変換器による上下顎間咬合力測定法を用い、正常咬合者20名（男性13名、女性7名：17〜55歳）を対象とし、6種類の食品および硬性食品としてピーナッツ、軟性食品としてチーズを嚥下するまで測定した。初期接触から咬頭嵌合位までの咬合力はピーナッツで12.26kg、チーズで7.14kg、咬頭嵌合位での咬合力はそれぞれ35.57kg、22.89kg、咬頭嵌合位から咬合接触がなくなるまでの咬合力は6.64kgと5.07kgであり、咬頭嵌合位での咬合力がもっとも大きく、統計学的有意差が認められた（$\alpha$=0.01）。右側と左側での咀嚼に差は認められなかった。咬頭嵌合位での咀嚼時間は全咀嚼時間の中でもっとも長く、弱い咬合力グループよりも強いグループの方が咬頭嵌合時の咀嚼時間が長かった（$\alpha$=0.05）。6種類の食品での嚥下までの平均咀嚼回数は15.5±2.8回であった。咀嚼回数が増えるにつれて咬頭嵌合位での咬合力が増加し（$\alpha$=0.05）、チーズ（r=0.77）よりもピーナッツ（r=0.85）の相関係数が大きかった。一方、初期接触から咬頭嵌合位までの閉口時の咬合力は、咀嚼回数が増えるにつれてピーナッツでは減少（r=-0.68）、チーズでは増加（r=0.52）し、嚥下直前はどちらの食品も近い咬合力となった。一方、全咀嚼時間と咀嚼回数の相関は認められなかった。咀嚼中の咬合力は咬頭嵌合位がもっとも高いことが明らかとなった。

（Gibbs CH, et al. J Prosthet Dent 1981;46(5):561-567.）

## 若年男性の
## 咀嚼能力と最大咬合力の関連性

　この研究の目的はさまざまな硬さの食品を用いて、有歯顎者を対象に咀嚼能力と最大咬合力の関係性を調査することである。20名の天然歯列を有する若年層男性を被験者とし、咀嚼能力を評価するために被験食品として従来用いられてきた2種類の硬さの異なるグミゼリーを使用した。咀嚼能力は、粉砕され吐き出されたグミゼリーの断片の表面積の増加により評価されるが、これはゼラチンの濃度により算出された。最大咬合力の評価は感圧紙（デンタルプレスケール50HシリーズRタイプ）にて行った。軟性グミゼリーおよび硬性グミゼリーともに最大咬合力と咀嚼能力とは有意に正の相関関係があることがわかった。その相関関係は軟性グミゼリーより硬性のグミゼリーの方が大きい傾向にあった。

（Okiyama S, et al. J Oral Rehabil 2003;30(3):278-282.）

## TMD・咬合のための重要12キーワード

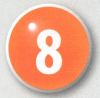

# Shortened dental arch
### 短縮歯列

少なくとも4つのオクルーザルユニット（Occlusal Unit：OU＝小臼歯の上下ペアを1OU、大臼歯の上下ペアを2OUとして計算）を有する歯列は臨床的に十分適応能力を有しているというShortened Dental Arch（SDA）Conceptに端を発した歯列のことで、Käyser AF（1981）が提唱した。少なくとも片側の最後方咬合ユニットが小臼歯のペアとなる歯列と定義されているが、基本的に短縮歯列は遊離端欠損歯列であり、中間欠損歯列とは区別される。

（日本補綴歯科学会編．歯科補綴学専門用語集　第4版．東京：医歯薬出版，2015より引用改変）

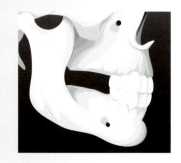

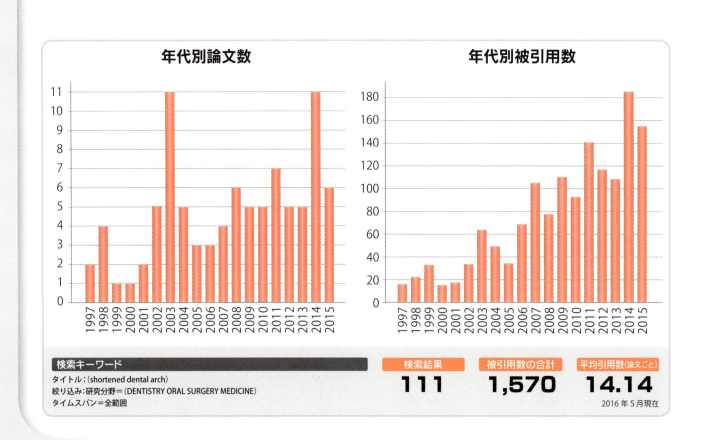

**検索キーワード**
タイトル：(shortened dental arch)
絞り込み：研究分野＝(DENTISTRY ORAL SURGERY MEDICINE)
タイムスパン＝全範囲

検索結果 **111**　被引用数の合計 **1,570**　平均引用数（論文ごと） **14.14**

2016年5月現在

**⑧ Shortened dental arch**

# トムソン・ロイターが選んだベスト**20**論文

| 引用数 | タイトル・和訳 | 2012年 | 2013年 | 2014年 | 2015年 | 合計引用数 | 平均引用数（1年ごと） |
|---|---|---|---|---|---|---|---|
| 1位 | Käyser AF. Shortened dental arches and oral function. J Oral Rehabil 1981; 8 ( 5 ):457-462.<br>短縮歯列と口腔機能 | 13 | 7 | 17 | 13 | 206 | 5.72 |
| 2位 | Witter DJ, van Palenstein Helderman WH, Creugers NH, Käyser AF. The shortened dental arch concept and its implications for oral health care. Community Dent Oral Epidemiol 1999;27( 4 ):249-258.<br>短縮歯列の概念と口腔の健康管理に対する意義 | 3 | 4 | 6 | 5 | 83 | 4.61 |
| 3位 | Witter DJ, De Haan AF, Käyser AF, Van Rossum GM. A 6-year follow-up study of oral function in shortened dental arches. Part II: Craniomandibular dysfunction and oral comfort. J Oral Rehabil 1994;21( 4 ):353-366.<br>短縮歯列における口腔機能の6年間追跡調査 第2報：頭蓋下顎機能障害および口腔快適性 | 3 | 2 | 5 | 5 | 79 | 3.43 |
| 引用数 4位 | Kanno T, Carlsson GE. A review of the shortened dental arch concept focusing on the work by the Käyser/Nijmegen group. J Oral Rehabil 2006;33(11):850-862.<br>**Käyser/Nijmegen** らのグループによる研究に焦点を当てた短縮歯列の概念のレビュー | 8 | 8 | 9 | 11 | 77 | 7 |
| 引用数 5位 | Sarita PT, Witter DJ, Kreulen CM, Van't Hof MA, Creugers NH. Chewing ability of subjects with shortened dental arches. Community Dent Oral Epidemiol 2003;31( 5 ):328-334.<br>短縮歯列の被験者の咀嚼能力 | 9 | 2 | 6 | 5 | 58 | 4.14 |
| 引用数 6位 | Witter DJ, de Haan AF, Käyser AF, van Rossum GM. A 6-year follow-up study of oral function in shortened dental arches. Part I: Occlusal stability. J Oral Rehabil 1994;21( 2 ):113-125.<br>短縮歯列における口腔機能の6年間追跡調査. 1章：咬合の安定性 | 2 | 2 | 6 | 2 | 57 | 2.48 |
| 引用数 7位 | Witter DJ, Van Elteren P, Käyser AF, Van Rossum GM. Oral comfort in shortened dental arches. J Oral Rehabil 1990;17( 2 ):137-143.<br>短縮歯列における口腔快適性 | 2 | 2 | 1 | 3 | 52 | 1.93 |

# TMD・咬合のための重要12キーワード（関連性の高い論文和訳）

## トムソン・ロイターが選んだベスト**20**論文

| | タイトル・和訳 | 2012年 | 2013年 | 2014年 | 2015年 | 合計引用数 | 平均引用数（1年ごと） |
|---|---|---|---|---|---|---|---|
| 引用数 **8**位 | Witter DJ, Creugers NH, Kreulen CM, de Haan AF. Occlusal stability in shortened dental arches. J Dent Res 2001;80( 2 ):432-436.<br>短縮歯列における咬合の安定性 | 3 | 3 | 7 | 3 | 50 | 3.12 |
| 引用数 **9**位 | Witter DJ, Cramwinckel AB, van Rossum GM, Käyser AF. Shortened dental arches and masticatory ability. J Dent 1990;18( 4 ):185-189.<br>短縮歯列と咀嚼能力 | 2 | 2 | 2 | 0 | 49 | 1.81 |
| 引用数 **10**位 | Jepson N, Allen F, Moynihan P, Kelly P, Thomason M. Patient satisfaction following restoration of shortened mandibular dental arches in a randomized controlled trial. Int J Prosthodont 2003;16( 4 ):409-414.<br>下顎短縮歯列の補綴装置による患者満足度に関するランダム化比較研究 | 6 | 6 | 4 | 6 | 47 | 3.36 |
| 引用数 **11**位 | Witter DJ, van Elteren P, Käyser AF, van Rossum MJ. The effect of removable partial dentures on the oral function in shortened dental arches. J Oral Rehabil 1989;16( 1 ):27-33.<br>短縮歯列における口腔機能への可撤性部分床義歯の与える影響 | 1 | 2 | 2 | 3 | 46 | 1.64 |
| 引用数 **12**位 | Armellini D, von Fraunhofer JA. The shortened dental arch: a review of the literature. J Prosthet Dent 2004;92( 6 ):531-535.<br>短縮歯列：文献レビュー | 2 | 3 | 6 | 6 | 43 | 3.31 |
| 引用数 **13**位 | Hattori Y, Satoh C, Seki S, Watanabe Y, Ogino Y, Watanabe M. Occlusal and TMJ loads in subjects with experimentally shortened dental arches. J Dent Res 2003;82( 7 ):532-536.<br>試的短縮歯列の被験者における咬合および顎関節への負荷について | 3 | 1 | 5 | 3 | 42 | 3 |
| 引用数 **14**位 | Sarita PT, Kreulen CM, Witter D, Creugers NH. Signs and symptoms associated with TMD in adults with shortened dental arches. Int J Prosthodont 2003;16( 3 ):265-270.<br>短縮歯列の成人における TMD に関連する徴候と症状 | 4 | 5 | 5 | 2 | 37 | 2.64 |

## ⑧ *Shortened dental arch*

# トムソン・ロイターが選んだベスト**20**論文

| タイトル・和訳 | 2012年 | 2013年 | 2014年 | 2015年 | 合計引用数 | 平均引用数（1年ごと） |
|---|---|---|---|---|---|---|
| **引用数 15位** Witter DJ, van Elteren P, Käyser AF. Signs and symptoms of mandibular dysfunction in shortened dental arches. J Oral Rehabil 1988;15( 5 ):413-420.<br>短縮歯列における下顎機能不全の徴候と症状 | 2 | 0 | 3 | 2 | 36 | 1.24 |
| **引用数 16位** Jepson NJ, Moynihan PJ, Kelly PJ, Watson GW, Thomason JM. Caries incidence following restoration of shortened lower dental arches in a randomized controlled trial. Br Dent J 2001;191( 3 ):140-144.<br>下顎短縮歯列の修復によるう蝕発生に関するランダム化比較試験 | 4 | 5 | 2 | 6 | 35 | 2.19 |
| **引用数 17位** Aukes JN, Käyser AF, Felling AJ. The subjective experience of mastication in subjects with shortened dental arches. J Oral Rehabil 1988;15( 4 ):321-324.<br>短縮歯列をもつ被験者における主観的咀嚼経験 | 2 | 0 | 1 | 0 | 35 | 1.21 |
| **引用数 18位** Wolfart S, Heydecke G, Luthardt RG, Marré B, Freesmeyer WB, Stark H, Wöstmann B, Mundt T, Pospiech P, Jahn F, Gitt I, Schädler M, Aggstaller H, Talebpur F, Busche E, Bell M. Effects of prosthetic treatment for shortened dental arches on oral health-related quality of life, self-reports of pain and jaw disability: results from the pilot-phase of a randomized multicentre trial. J Oral Rehabil 2005;32(11):815-822.<br>短縮歯列への補綴治療が QOL、痛みの自己記録、顎機能障害などの口腔健康に与える影響：他施設におけるランダム化比較試験の予備段階における結果 | 4 | 2 | 2 | 5 | 33 | 2.75 |
| **引用数 19位** Allen PF, Witter DF, Wilson NH, Kayser AF. Shortened dental arch therapy: views of consultants in restorative dentistry in the United Kingdom. J Oral Rehabil 1996;23( 7 ):481-485.<br>短縮歯列治療：イギリスでの修復歯科学における医師によるレビュー | 1 | 1 | 4 | 3 | 32 | 1.52 |
| **引用数 20位** Witter DJ, van Elteren P, Käyser AF. Migration of teeth in shortened dental arches. J Oral Rehabil 1987;14( 4 ):321-329.<br>短縮歯列における歯の移動 | 1 | 2 | 1 | 2 | 31 | 1.03 |

# Shortened dental arches and oral function.

## 短縮歯列と口腔機能

Käyser AF.

　口腔機能の変化について、より多くの情報を得るために、118名の被験者を対象に横断臨床研究を行った。これらは短縮の程度、対称性などによって6つに分類される。その方法は、口腔機能変量の測定に基づいている。結果として、口腔機能において、2パターンの変化を示した。1つは、4つのオクルーザルユニットが残っている間は徐々に変化するがその後は急速に変化する口腔機能、もう1つは急な変化のない、徐々に変化する口腔機能である。予備的結論として、短縮歯列において適切な口腔機能を維持するのに十分な能力は、少なくとも4つの咬合ユニットが残っている状態で、またそれらが対称的な位置にあるのが好ましい。

（J Oral Rehabil 1981; 8 ( 5 ):457-462.）

To acquire more information concerning the changes of the oral functions in shortened dental arches, a cross-sectional clinical investigation was carried out among 118 subjects. They were classified into six classes, according to the degree and the symmetry of the shortened condition. The method was based on the measuring of variables which were derived from the oral function. The results showed two patterns of change in oral functions: oral functions that change slowly until four occlusal units are left and then change rapidly, and oral functions that change progressively without a sudden change. The preliminary conclusion is that there is sufficient adaptive capacity to maintain adequate oral function in shortened dental arches when at least four occlusal units are left, preferably in a symmetrical position.

# ⑧ *Shortened dental arch*

引用数
**2位**

# The shortened dental arch concept and its implications for oral health care.

## 短縮歯列の概念と口腔の健康管理に対する意義

Witter DJ, van Palenstein Helderman WH, Creugers NH, Käyser AF.

　機能的な欲求を満たすのに必要な最小の歯数は、いくつかの研究の対象となっている。しかしながら、機能的欲求──そしてその結果として必要な歯数──は個体間で変えることができ、この最小数を正確に定義することはできないのである。一般的に、欠損のない歯列が望ましい。しかしこの目標は、歯科的・経済的・その他の理由により達成することは難しく、またその必要もないのかもしれない。多くの研究において、前歯および小臼歯部を含む短縮歯列は機能的な歯列の条件を満たすことが実証されている。結論として、優先順位を決める必要がある場合、修復治療は歯列のもっとも重要な部分（前歯および小臼歯部）を保持することを目的とすべきである。このことは、短縮歯列の症例において、大臼歯欠損部を遊離端可撤性部分床義歯に即座に置き換えることは、オーバートリートメント（過剰治療）と不快感を導くことを示している。短縮歯列の概念は状況的な証拠に基づいている。つまり現在の咬合論と矛盾し、問題解決のアプローチに合わせられている。この概念はいくつかの重要な利益をもたらし、口腔内の後方部分における複雑な修復治療の必要性を減少させる戦略を考えさせることができる。

（Community Dent Oral Epidemiol 1999;27( 4 ):249-258.）

The minimum number of teeth needed to satisfy functional demands has been the subject of several studies. However, since functional demands--and consequently the number of teeth needed--can vary from individual to individual, this minimum number cannot be defined exactly. In general, occlusion of a complete dental arch is preferable. However, this goal might be neither attainable, for general, dental or financial reasons, nor necessary. Many studies demonstrate that shortened dental arches comprising the anterior and premolar regions can meet the requirements of a functional dentition. Consequently, when priorities have to be set, restorative therapy should be aimed at preserving the most strategic parts of the dental arch: the anterior and premolar regions. This also implies that in cases of a shortened dental arch, the prompt replacement of absent posterior molars by free-end removable partial dentures leads to overtreatment and discomfort. The shortened dental arch concept is based on circumstantial evidence: it does not contradict current theories of occlusion and fits well with a problem-solving approach. The concept offers some important advantages and may be considered a strategy to reduce the need for complex restorative treatment in the posterior regions of the mouth.

# A 6-year follow-up study of oral function in shortened dental arches. Part II: Craniomandibular dysfunction and oral comfort.

## 短縮歯列における口腔機能の6年間追跡調査
## 第2報：頭蓋下顎機能障害および口腔快適性

Witter DJ, De Haan AF, Käyser AF, Van Rossum GM.

　6年間の臨床追跡調査で、臼歯部支持欠損に特徴づけられる短縮歯列の者（SDA, n＝55）と健常有歯顎者（CDA, n＝52）を頭蓋下顎機能障害（CMD）と口腔内の快適性の2つに関して比較した。また、下顎の短縮歯列に可撤性部分床義歯を装着している少数グループ（SDA ＋ RPD, n=19）もこの研究に含まれている。口腔の快適さは、以下の基準により定義された：（ⅰ）痛みや苦痛の欠如、つまりCMDの徴候や症状がないこと、（ⅱ）咀嚼能力、（ⅲ）臼歯部欠損に関連した歯列の見た目の評価である。加えて、遊離端RPDの不満も述べられている。結論として、（ⅰ）SDA（3～5の咬合ユニット：OUからなる）はCMDのリスクファクターではなく、長期的で十分な口腔快適性を提供することができ、（ⅱ）SDAでの遊離端RPD（下顎における）はCMDを防げず、そして口腔快適性という面では口腔機能を改善できない。

（J Oral Rehabil 1994;21( 4 ):353-366.）

In this clinical 6-year follow-up study subjects with shortened dental arches (SDA, n = 55), characterized by the absence of molar support, are compared with subjects with complete dental arches (CDA, n = 52) with respect to items concerning craniomandibular dysfunction and oral comfort. In addition, a small group of subjects with SDA and removable partial dentures in the lower jaw (SDA + RPD, n = 19) is included in this study. Oral comfort is defined using the following criteria: (i) absence of pain and distress, meaning the absence of signs and symptoms of craniomandibular dysfunction: (ii) chewing ability; and (iii) appreciation of the appearance of the dentition in relation to absent posterior teeth. Additionally, complaints about the free-end RPD are described. It is concluded that: (i) a SDA (consisting of 3 - 5 occlusal units, OU) is not a risk factor for CMD and is able to provide long-term sufficient oral comfort; and (ii) free-end RPD (in the lower jaw) in SDA do not prevent CMD and do not improve oral function in terms of oral comfort.

# A review of the shortened dental arch concept focusing on the work by the Käyser/Nijmegen group.

## Käyser/Nijmegen らのグループによる研究に焦点を当てた短縮歯列の概念のレビュー

Kanno T, Carlsson GE.

　この論文の目的は、Käyser/Nijmegen らのグループの文献に特に焦点を当てて短縮歯列に関する文献をレビューし、そして文献にみられる短縮歯列の概念に関する議論を評価することである。1966年から2005年11月の間に英語で発表された歯科文献に対し、MEDLINE(PubMed) 検索を行った。検索によって、大部分がオランダのグループによって発表された意見論文だけでなく、疫学的な横断・縦断臨床研究が見つけられた。それらの研究から、3～5の咬合ユニットの短縮歯列の被験者と欠損のない歯列の被験者の間で、咀嚼能力、顎関節症の徴候や症状、残存歯の移動、歯周組織支持、そして口腔快適性などに臨床的有意差は認められなかった。横断研究から得られたこれらの発見は、縦断研究にも裏づけられている。相反する結論をもつ系統的な臨床研究は見つからなかった。短縮歯列の概念は、歯科医師の大多数に受け入れられたが、広く実践はされなかった。レビューした研究によると、一般的に前歯と小臼歯部を含む短縮歯列は機能的要件を満たすとしている。したがって、部分的に歯を失った患者の治療計画において、その概念は真剣に考慮するに値すると結論を下せるかもしれない。しかしながら、たとえば歯の健康や経済などの継続的な変化にともない、その概念の継続的な研究、評価および議論が必要である。患者のニーズと要望は多く、個別に評価しなければならないが、短縮歯列の概念はすべての部分的に歯を失った患者に対する治療計画立案に組み込むに値する。

（J Oral Rehabil 2006;33(11):850-862.）

---

The aims of this paper were to review the literature on shortened dental arches with special focus on publications of the Käyser/Nijmegen group, and to evaluate the discussions on the shortened dental arch concept found in the literature. A MEDLINE (PubMed) search was conducted for articles in English published in the dental literature from 1966 to November 2005. The search revealed epidemiological, cross-sectional and longitudinal clinical studies as well as opinion papers, the majority of which were published by the Dutch group. The studies found in general no clinically significant differences between subjects with shortened dental arches of three to five occlusal units and complete dental arches regarding variables such as masticatory ability, signs and symptoms of temporomandibular disorders, migration of remaining teeth, periodontal support, and oral comfort. The findings from cross-sectional studies were corroborated longitudinally. No systematic clinical study with conflicting results was found. The shortened dental arch concept was accepted by a great majority of dentists but not widely practised. The studies reviewed showed that shortened dental arches comprising anterior and premolar teeth in general fulfil the requirements of a functional dentition. It may therefore be concluded that the concept deserves serious consideration in treatment planning for partially edentulous patients. However, with ongoing changes, e.g. in dental health and economy, the concept requires continuing research, evaluation and discussion. Patients' needs and demands vary much and should be individually assessed but the shortened dental arch concept deserves to be included in all treatment planning for partially edentulous patients.

## 短縮歯列の被験者の咀嚼能力

**目的**：タンザニアにおける短縮歯列をもつ被験者の咀嚼能力を調査することを目的とする。
**方法**：欠損のない前歯部を含み、0〜8の臼歯部咬合支持のある短縮歯列の725名の成人と、125名の完全な歯列の被験者を対象とした。被験者は歯列弓の長さと対称性によって9つに分類する。咀嚼能率は、咀嚼時の不満、および一般的なタンザニアの食品20品目(12品目の柔らかい食品および8品目の硬い食品)を咀嚼するときの困難さの認識度をインタビューし、調査した。
**結果**：極度の短縮歯列(0〜2つの小臼歯部の咬合支持をもつ)のカテゴリーは、もっとも頻度が高く(95〜98%)、またもっとも厳しい不満(すべての食品を咀嚼できない、もしくは特別な食品または特別に準備された食品を使用しなければならない)をもつと報告された。小臼歯部に欠損がなく、少なくとも大臼歯部の咬合支持を1つもつカテゴリーでは、ほぼ不満はなかった(95〜97%)。別の歯列弓のカテゴリーでは、中程度の不満が認められた(33〜54%)。咀嚼困難さは、歯の咬合支持が減少するほど悪化した。0〜2つの小臼歯咬合支持をもつ被験者は咀嚼がもっとも困難であった。3〜4つの小臼歯咬合支持をもつ被験者、または歯列弓の短い側に0〜1つの小臼歯咬合支持をもち、長い側には少なくとも1つの大臼歯咬合支持をもつ非対称歯列をもつ被験者は、より完璧な歯列をもつ被験者に比べて咀嚼が困難であった。全体として、彼らは硬い食品を"ささいな問題であり、順応しなくてよい"と認識していた。
**結論**：小臼歯部に欠損がなく、少なくとも1つの大臼歯咬合支持をもつ短縮歯列は、十分な咀嚼能力をもっている。3〜4つの小臼歯咬合支持の短縮歯列や、非対称な短縮歯列は咀嚼能力の障害につながり、特に硬い食品で咀嚼障害を認めた。0〜2つの小臼歯咬合支持の非常に短い歯列弓では、咀嚼能力に重度の障害が認められた。

(Sarita PT, et al. Community Dent Oral Epidemiol 2003;31( 5 ):328-334.)

## 短縮歯列における咬合の安定性

　前歯と小臼歯からなる短縮歯列は、口腔の機能的要求を満たすことが示されてきた。しかしながら、咬合の安定性は歯が移動した結果、危険にさらされる可能性がある。この9年間の研究の目的は、短縮歯列における機能の経時的変化としての咬合の安定性を調査することである。咬合の安定性の指標は歯間間隔、切端位での前歯の咬合接触、過蓋咬合、咬合による歯の摩耗、そして歯槽骨支持である。短縮歯列の被験者(n=74)を、完全な歯列の被験者(対照群、n=72)と比較した。回帰分析は、対照群の年齢に従属する変数を評価し、そして短縮歯列に繋がる治療からの時間の経過と咬合の変化を関係づけるために適用された。完全な歯列と比較したところ、短縮歯列は過蓋咬合と類似したオーバーバイトと咬耗があり、より多くの小臼歯領域の歯間空隙、前歯部の咬合接触、低い歯槽骨スコアが認められた。その変化は一定であったため、われわれは短縮歯列が長期的な咬合の安定性をもたらすことができると結論づけた。咬合の変化は自己制御的であり、新しい咬合平衡が示された。

(Witter DJ, J Dent Res 2001;80( 2 ):432-436.)

# Shortened dental arch

## 下顎短縮歯列の補綴装置による患者満足度に関するランダム化比較研究

**目的**：下顎短縮歯列を修復するためにたびたび用いられる可撤性部分床義歯(RPD)は残存する天然歯に負の影響を与え、義歯使用率の低さと関連している。この予備研究では、下顎短縮歯列を補綴することによる患者の満足度について調査した。

**材料および方法**：下顎の短縮歯列をもつ被験者60人をランダム化比較試験に取り込み、以下の2種類の補綴装置で比較した。すなわち、両側遊離端RPDsおよび遠心カンチレバーレジン接着固定性部分義歯(FPD)である。患者の満足度は、自己管理型のアンケートを用いて新しい補綴装置の装着前(ベースライン)、装着3ヵ月後、そして1年後に調査した。

**結果**：歯、歯の審美性、咀嚼能力による一般的な満足度は、FPDグループにおいて有意に向上していた。咀嚼能力の向上は、どちらのグループでも有意であった。両グループともに、下顎補綴の快適さは認識度の有意な改善も認められた。満足度の変化の概要は、どちらの治療群でも満足度の向上を示したが、FPD群がより大きな臨床的効果があったことが示唆された。治療群間の有意差は認められなかった。

**結論**：患者満足度の結果より、患者の快適さと受容性の観点から、FPD群は下顎短縮歯列の補綴として効果的な手段であることが示唆された。

**付注**：レジン接着性カンチレバー付きの固定性補綴装置は、下顎短縮歯列を補綴する際の患者満足度という点で効果的である。

(Jepson N, et al. Int J Prosthodont 2003;16(4):409-414.)

## 短縮歯列：文献レビュー

患者の機能的欲求は非常に変わりやすく個人差があり、歯科医療の必要性は個々のニーズと適応能力に合わせられている。世界保健機構は、機能的で審美的な天然歯列は少なくとも20歯必要であることを示し、また文献において、前歯と小臼歯からなる歯列が機能的歯列の要件を満たすことを示している。1966年から現在までの英文で査読のあるSDA関連の論文をMedline検索エンジンによって同定し、批判的にレビューした。部分欠損歯列患者に対するこの治療概念は、口腔機能、口腔衛生の改善、快適さを得ることができ、場合によってはコストの減少となるであろう。

(Armellini D, et al. J Prosthet Dent 2004;92(6):531-535.)

## TMD・咬合のための重要12キーワード

# Increasing occlusal vertical dimension
### 咬合挙上

咬合挙上とは、歯の咬耗や喪失などにより咬合高径が低下している場合に、咬合高径を高める処置のことをいう。顔面高の変化や顎関節負荷を変化させることを期待して咬合挙上を行うことがあるが、それらの結果に関する科学的なエビデンスは少ない。一般的に咬合挙上は最小限の量が適用されるが、修復材料に対して十分なクリアランスを獲得する必要がある場合や前歯の審美性を向上させる場合などにおいては、その目的に応じた挙上量となる。

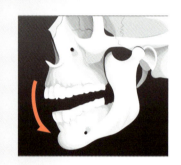

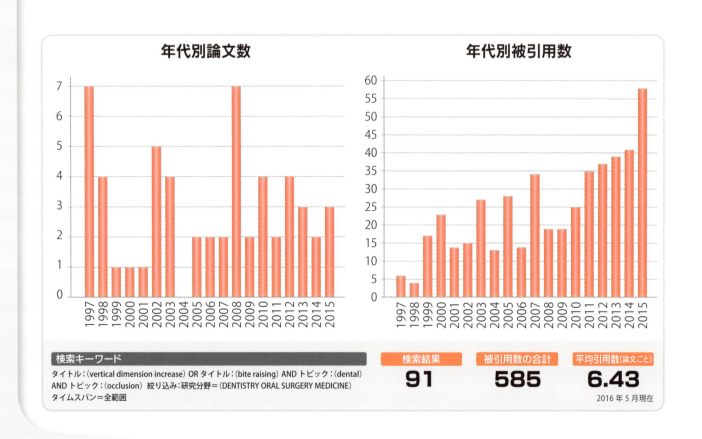

検索キーワード
タイトル：(vertical dimension increase) OR タイトル：(bite raising) AND トピック：(dental) AND トピック：(occlusion) 絞り込み：研究分野＝(DENTISTRY ORAL SURGERY MEDICINE)
タイムスパン＝全範囲

検索結果: 91
被引用数の合計: 585
平均引用数(論文ごと): 6.43

2016年5月現在

# ⑨ Increasing occlusal vertical dimension

## トムソン・ロイターが選んだベスト**20**論文

| タイトル・和訳 | 2012年 | 2013年 | 2014年 | 2015年 | 合計引用数 | 平均引用数（1年ごと） |
|---|---|---|---|---|---|---|
| 引用数 **1位** Carlsson GE, Ingervall B, Kocak G. Effect of increasing vertical dimension on the masticatory system in subjects with natural teeth. J Prosthet Dent 1979;41( 3 ):284-289.<br>天然歯列者の咀嚼システムに対する咬合挙上の影響 | 3 | 1 | 2 | 7 | 92 | 2.42 |
| 引用数 **2位** Hemmings KW, Darbar UR, Vaughan S. Tooth wear treated with direct composite restorations at an increased vertical dimension: results at 30 months. J Prosthet Dent 2000;83( 3 ):287-293.<br>直接法コンポジットレジン修復により咬合挙上された咬耗：30ヵ月後の結果 | 9 | 2 | 4 | 7 | 50 | 2.94 |
| 引用数 **3位** McNamara JA Jr. An experimental study of increased vertical dimension in the growing face. Am J Orthod 1977;71( 4 ):382-395.<br>成長段階の顔に対する咬合挙上の実験的研究 | 0 | 0 | 0 | 0 | 42 | 1.05 |
| 引用数 **4位** Ramfjord SP, Blankenship JR. Increased occlusal vertical dimension in adult monkeys. J Prosthet Dent 1981;45( 1 ):74-83.<br>サルに対する咬合挙上実験 | 1 | 1 | 1 | 0 | 33 | 0.92 |
| 引用数 **5位** Ormianer Z, Gross M. A 2 -year follow-up of mandibular posture following an increase in occlusal vertical dimension beyond the clinical rest position with fixed restorations. J Oral Rehabil 1998;25(11):877-883.<br>固定性修復物による臨床的安静位を越えた咬合挙上後の下顎位の 2 年間の追跡調査 | 3 | 1 | 2 | 6 | 28 | 1.47 |
| 引用数 **6位** Akagawa Y, Nikai H, Tsuru H. Histologic changes in rat masticatory muscles subsequent to experimental increase of the occlusal vertical dimension. J Prosthet Dent 1983;50( 5 ):725-732.<br>実験的な咬合挙上にともなうラット咀嚼筋の組織的変化 | 2 | 2 | 0 | 2 | 28 | 0.82 |
| 引用数 **7位** Ohnuki Y, Saeki Y, Yamane A, Kawasaki K, Yanagisawa K. Adaptation of guinea-pig superficial masseter muscle to an increase in occlusal vertical dimension. Arch Oral Biol 1999;44( 4 ):329-335.<br>咬合挙上に対するモルモット咬筋浅部の適応 | 2 | 0 | 2 | 0 | 23 | 1.28 |

# TMD・咬合のための重要12キーワード（関連性の高い論文和訳）

## トムソン・ロイターが選んだベスト**20**論文

| タイトル・和訳 | 2012年 | 2013年 | 2014年 | 2015年 | 合計引用数 | 平均引用数（1年ごと） |
|---|---|---|---|---|---|---|
| 引用数 **8位**<br>Yagi T, Morimoto T, Hidaka O, Iwata K, Masuda Y, Kobayashi M, Takada K. Adjustment of the occlusal vertical dimension in the bite-raised guinea pig. J Dent Res 2003;82( 2 ):127-130.<br>咬合挙上されたモルモットの咬合高径の調整 | 1 | 0 | 0 | 0 | 18 | 1.29 |
| 引用数 **9位**<br>Miralles R, Moya H, Ravera MJ, Santander H, Zúñiga C, Carvajal R, Yazigi C. Increase of the vertical occlusal dimension by means of a removable orthodontic appliance and its effect on craniocervical relationships and position of the cervical spine in children. Cranio 1997;15( 3 ):221-228.<br>小児における可撤性矯正装置による咬合挙上による頭頸関係と頸椎位への影響 | 0 | 0 | 1 | 1 | 16 | 0.8 |
| 引用数 **10位**<br>Gow AM, Hemmings KW. The treatment of localised anterior tooth wear with indirect Artglass restorations at an increased occlusal vertical dimension. Results after two years. Eur J Prosthodont Restor Dent 2002;10( 3 ):101-105.<br>間接的アートグラス修復により咬合挙上された限局的前歯部咬耗の治療：2年後の結果 | 1 | 1 | 1 | 0 | 14 | 0.93 |
| 引用数 **11位**<br>Paik CH, Satomi M, Saeki Y, Yanagisawa K, Kuwahara Y. Increase in vertical dimension alters mechanical properties and isometric ATPase activity in guinea pig masseter. Am J Orthod Dentofacial Orthop 1993;104( 5 ):484-491.<br>咬合挙上によるモルモット咬筋の機械的特性とアイソメトリックATPase活性の変化 | 0 | 1 | 0 | 0 | 14 | 0.58 |
| 引用数 **12位**<br>Abduo J, Lyons K. Clinical considerations for increasing occlusal vertical dimension: a review. Aust Dent J 2012;57( 1 ): 2 -10.<br>咬合挙上する際の臨床的考慮事項：レビュー | 0 | 4 | 3 | 5 | 13 | 2.6 |
| 引用数 **13位**<br>Ohnuki Y, Kawai N, Tanaka E, Langenbach GE, Tanne K, Saeki Y. Effects of increased occlusal vertical dimension on daily activity and myosin heavy chain composition in rat jaw muscle. Arch Oral Biol 2009;54( 8 ):783-789.<br>ラットの日常的活動と下顎筋群のミオシン重鎖組成に対する咬合挙上の影響 | 1 | 3 | 4 | 3 | 13 | 1.62 |
| 引用数 **14位**<br>Schulz SO, McNamara JA Jr, Baccetti T, Franchi L. Treatment effects of bonded RME and vertical-pull chincup followed by fixed appliance in patients with increased vertical dimension. Am J Orthod Dentofacial Orthop 2005;128( 3 ):326-336.<br>患者に対する咬合挙上をともなう固定性接着性RME（急速上顎拡大装置）および垂直的牽引治療の影響 | 0 | 2 | 1 | 1 | 13 | 1.08 |

# ⑨ Increasing occlusal vertical dimension

## トムソン・ロイターが選んだベスト**20**論文

| タイトル・和訳 | 2012年 | 2013年 | 2014年 | 2015年 | 合計引用数 | 平均引用数（1年ごと） |
|---|---|---|---|---|---|---|
| 引用数 **15**位 Kawasaki K, Saeki Y, Ohnuki Y. Effect of an increase in occlusal vertical dimension on the rate of cyclic actin-myosin interaction in guinea-pig masseter muscle. Arch Oral Biol 1997;42( 7 ):505-512. モルモット咬筋の環状アクチン - ミオシン相互作用率に対する咬合挙上の影響 | 0 | 1 | 0 | 0 | 13 | 0.65 |
| 引用数 **16**位 Siliverman MM.Vertical demension must not be increased. J Prosthet Dent 1952; 2 ( 2 ):188-197. 咬合挙上をすべきではない | 0 | 0 | 0 | 1 | 13 | 0.2 |
| 引用数 **17**位 Chakfa AM, Mehta NR, Forgione AG, Al-Badawi EA, Lobo SL, Zawawi KH. The effect of stepwise increases in vertical dimension of occlusion on isometric strength of cervical flexors and deltoid muscles in nonsymptomatic females. Cranio 2002;20( 4 ):264-273. 無症候の女性における屈筋群および三角筋の等尺性筋力に対する段階的咬合挙上の効果 | 1 | 1 | 2 | 3 | 12 | 0.8 |
| 引用数 **18**位 Gross MD, Nissan J, Ormianer Z, Dvori S, Shifman A. The effect of increasing occlusal vertical dimension on face height. Int J Prosthodont 2002;15( 4 ):353-357. 顔面高に対する咬合挙上の影響 | 1 | 3 | 2 | 2 | 12 | 0.8 |
| 引用数 **19**位 Mohindra NK, Bulman JS. The effect of increasing vertical dimension of occlusion on facial aesthetics. Br Dent J 2002;192( 3 ):164-168. 顔貌の審美性に対する咬合挙上の影響 | 3 | 1 | 2 | 1 | 11 | 0.73 |
| 引用数 **20**位 Burnett CA, Clifford TJ. A preliminary investigation into the effect of increased occlusal vertical dimension on mandibular movement during speech. J Dent 1992;20( 4 ):221-224. 会話中の下顎運動に対する咬合挙上の影響についての予備的調査 | 1 | 1 | 0 | 1 | 10 | 0.4 |

# Effect of increasing vertical dimension on the masticatory system in subjects with natural teeth.

## 天然歯列者の咀嚼システムに対する咬合挙上の影響

Carlsson GE, Ingervall B, Kocak G.

　本研究では咬合挙上による影響についてChristensenらの方法を改良して、筋電図を用いて筋反応の観察を追加して調査した。

　6名（男性4名、女性2名）の平均35歳の天然歯列者に対し、下顎位をX線と筋電図により評価した。被験者の研究用模型をデンタータス咬合器にターミナルヒンジアキシスのワックスバイトで装着した。犬歯、小臼歯、大臼歯を被覆するレジンスプリントにより顎間距離を前歯部で4mm挙上させる装置を製作し、被験者に7日間装着した。スプリント装着前に臨床検査と筋電図検査を行い、装着直前および装着直後の筋電図と後方位で咬合させたX線検査を行い、7日後スプリント除去前に筋電図とX線検査を、除去後にX線検査と臨床検査を行った。

　その結果、安静空隙の平均は前歯で2.2mm（範囲0.3～3.8mm）であり、レジンスプリント装着により3.9mm（範囲3.0～4.2mm）咬合挙上された。咬合挙上後に顔面高が増加し、装置除去後も安静空隙の増加が認められた。水平面での前後方向（ar-pgn間）の距離の変化はみられなかった。6名の被験者すべてが中程度の臨床症状（筋・顎関節の疲労感、歯・筋の圧痛、咬みしめ、頭痛など）を訴えた。1名はスプリントに適応できずに精神的苦痛を訴え、1名は実験後に補綴による咬合挙上を希望した。しかしながら、実験後は臨床症状を認めなかった。スプリント装着により、安静時の筋活動が減少したが、最大咬みしめ時と嚥下時の筋活動に変化を与えなかった。中程度の咬合挙上は、実験では障害とならず、咬合の安定化がみられた。

（J Prosthet Dent 1979;41(3):284-289.）

---

The present study was designed to test the effect of increasing the vertical dimension of occlusion by a modification of the method used by Christensen. Electromyography was added to the methods of investigation so that muscular reactions could be studied.
The subjects were selected six healthy persons (2 woman and 4 men) with a mean age of 35 years to assess the postural position of mandible using the radiographic and electromyographic examinations.Casts of the maxillary and mandibular arches were mounted on a Dentatus articulator using a wax record made in the terminal hinge axis Clear acrylic resin splints with an increase of the occlusal vertical dimension of about 4 mm in the incisor region were constructed to cover the mandibular canines: premolars, and molars, and that splints were cemented with a temporary cement and were used for 7 days. A clinical examination and EMG recording was performed before insertion of the sprints, and EMG recording and Radiographs were made with the teeth in occlusion in the postural position before and immediately after insertion of the sprints. EMG recording and Radiographs was made at the end of the 7 days experimental period before, and Radiographs and clinical examination was made at immediately after removal of the splint.
As a result, the freeway space (interocclusal distance at the postural position) before the start of the experiment was on the average 2.2 mm (range, 0.3 to 3.8 mm). The placement of the occlusal splints led to a mean increase of the occlusal vertical dimension by 3.9 mm (range, 3.0 to 4.2 mm).No statistically significant changes of the ar-pgn distance were found, following either the placement or the removal of the splints. Six subjects experienced moderate symptoms of discomfort upon placement of the splints. One subject however, could not adapt to the splints and psychic stress during the whole experimental period, and another one subject reported that he asked for a permanent restoration to increase the vertical dimension of occlusion after experiment. No clinically demonstrable symptoms were found at the end of the experiment. The splints brought about a reduction of the postural EMG activity but did not change the activity during maximal closing or swallowing. A moderate increase in the vertical dimension of occlusion does not seem to be a hazardous procedure, provided that occlusal stability is established.

# ⁹ *Increasing occlusal vertical dimension*

引用数
**2位**

# Tooth wear treated with direct composite restorations at an increased vertical dimension: results at 30 months.

## 直接法コンポジットレジン修復により咬合挙上された咬耗： 30ヵ月後の結果

Hemmings KW, Darbar UR, Vaughan S.

**問題提示**：上下顎の咬合面間距離の喪失をともなう、上下顎の前歯に限局した重度の歯の咬耗は管理が困難である。

**目的**：本研究では、重度の咬耗患者に対するコンポジットレジン修復による咬合挙上の結果を評価した。

**方法および材料**：16名の患者の104部位を2グループに分けて修復した。直接法での前歯部修復のために、Aグループでは、Durafill composite と Scotchbond Multipurpose dentin adhesive system が使用された (n=52)。Bグループでは、Herculite XRV composite と Optibond dentine bonding agent が使用された (n=52)。1〜4mmの臼歯離開が得られる咬合挙上を修復により行った。

**結果**：臨床的経過観察の結果、平均4.6ヵ月(1〜11ヵ月)は臼歯の咬合が十分に維持されていた。平均30ヵ月の経過観察により、機能している修復は93部位で、両グループ全体で89.4%の成功率を示した。メインテナンス時では、Aグループでは33部位の高い失敗例を認めたが、グループBではわずか6部位であった。患者の満足度は"良い"と報告された。

**結論**：直接法コンポジットレジン修復は、限局した前歯咬耗の治療選択肢となりうる。

（J Prosthet Dent 2000;83(3):287-293.）

STATEMENT OF PROBLEM:Severe tooth wear localized to the anterior maxillary or mandibular teeth with loss of interocclusal space is difficult to manage.

PURPOSE:This study evaluated the outcome of composite restorations placed at an increased vertical dimension of occlusion in such patients.

METHODS AND MATERIAL:Sixteen patients were restored with 104 restorations in 2 groups. In group A, Durafill composite and Scotchbond Multipurpose dentine adhesive system were used to place direct anterior restorations (N = 52). In group B, Herculite XRV composite and Optibond dentine bonding agent was used (N = 52). The restorations were placed at an increased vertical dimension of occlusion creating a posterior disclusion of 1 to 4 mm.

RESULTS:Clinical follow-up showed that the posterior occlusion remained satisfactorily restored after a mean duration of 4.6 months (range 1 to 11 months). Mean follow-up of 30 months has shown a combined success rate of 89.4% for both groups with 93 of the restorations remaining in service. Maintenance in group A was high with 33 failures, but low in group B with 6 failures. Patient satisfaction was reported as good.

CONCLUSION:Direct composite restorations may be a treatment option for localized anterior tooth wear.

# Increased occlusal vertical dimension in adult monkeys.

## サルに対する咬合挙上実験

Ramfjord SP, Blankenship JR.

　臼歯部の顎間距離を増加させるスプリントを装着した5匹の赤毛ザルを3〜36ヵ月の期間にわたって観察した。以下の結果を得られた。①咬合挙上はTMJsに対する病理学的影響を認めなかった。②臼歯はスプリントに接触し、スプリントとの対合歯は歯槽骨に圧下した。③咬合接触のない前歯は挺出したが、上皮性付着はセメントエナメル境に近接したままだった。④上顎と下顎の骨マーカー間の顎間距離を測定した結果、徐々に処置前の顎間距離に戻っていった。しかし本研究中に完全に元の位置には戻らなかった。⑤上皮性付着とセメントエナメル境との間の関係は、本研究による影響を受けなかった。⑥完全にサルが成長した後は、咬合挙上を行う前の顎間距離に戻る傾向が明確となった。これは歯の運動の測定によって記録された。

（J Prosthet Dent 1981;45(1):74-83.）

Splints which opened the vertical dimensions on all posterior teeth in five rhesus monkeys were studied over a period of 3 to 36 months. Findings were as follows: 1. The increased vertical dimension of occlusion did not have a pathologic effect on the TMJs. 2. The posterior teeth attached to the splint and the teeth opposing the splint were intruded into the alveolar processes. 3. The nonoccluding incisor teeth extruded, but the epithelial attachment remained close to the cementoenamel junction. 4. The vertical dimension as measured between the markers in the bones of the mandible and maxillae gradually returned toward the pretreatment vertical dimension, although complete closure to this position was not accomplished during the time period of the experiment. 5. The relationship between the epithelial attachment and the cementoenamel junction remained undisturbed by the experiment. 6. After completion of growth, there appeared to be a definite tendency for rebound to the normal pretreatment vertical dimension following increase of the vertical dimension. This was recorded by measurable movements of the teeth.

# Increasing occlusal vertical dimension

## A 2-year follow-up of mandibular posture following an increase in occlusal vertical dimension beyond the clinical rest position with fixed restorations.

### 固定性修復物による臨床的安静位を越えた咬合挙上後の下顎位の2年間の追跡調査

Ormianer Z, Gross M.

　下顎安静位は継続的に変化しており、"生理学的安静位（PRP）"と"臨床的安静位（CRP）"の再現性は、文献上でも記述されている。PRPは筋活動が最小限の位置であり、CRPはより臨床的に参照する位置に近接する。筋弛緩時の安静位（RRP）は、術者の筋弛緩テクニックにより再現可能な位置である。本研究では、CRPを超えて固定性修復物により咬合挙上した患者群の2年間の下顎位を測定した。修復群と非修復対照群のCRPとRRPの関係を比較した。RRPと最小筋活動レベルをベースラインとした咬筋筋電図との相関性が両群で示された。安静時顔面高は咬合挙上後に適応し、1～2年間維持された。両群においてRRPはCRPと有意に大きな差を認めた（$P=0.0001$）。結果ではCRP、RPPのどちらも下顎安静位の範囲にあり、特定の下顎位を認めなかった。RRPは両群間のベースラインの最小筋活動レベルで認められ、生理的安静位と一致するように思われる。変化した安静位空隙と最小EMGレベルの変化の可能性が議論された。

（J Oral Rehabil 1998;25(11):877-883.）

While resting mandibular posture is continuously changing, repeatable relations of 'physiologic rest position' (PRP) and 'clinical rest position' (CRP) are described in the literature. The PRP is defined as a position of minimal muscle activity and CRP as a more closed clinical reference relation. Relaxed resting posture (RRP) is a repeatable postural range obtained by operator-induced relaxation techniques. This article reports on measurements of mandibular posture in a patient group following an increase in occlusal vertical dimension (OVD) with fixed restorations beyond CRP over 2 years. The relationship of CRP and RRP in the restored and a non-restored control group is compared. The relationship of RRP and corresponding masseteric EMG values to baseline minimal EMG levels is reported for both groups. Resting face height adapted to the increased OVD and remained consistent over 1 and 2 years. The RRP was greater and significantly different from CRP in both groups ($P = 0.0001$). Results indicated that both CRP and RRP were postural ranges and not specific postural positions. The RRP occurred at minimum baseline EMG levels for both groups and appears to be consistent with physiologic rest position. The possibility of achieving minimal EMG levels at varying interocclusal rest space relations is discussed.

## 実験的な咬合挙上にともなうラット咀嚼筋の組織的変化

　ウィスター系ラットを用いて、実験的咬合挙上後の12時間から84日間後の種々の咀嚼筋における組織的変化を調査した。適用された挙上量（1〜2mm）は、ラットの咬合面顎間距離（1mm）を基準とした。筋繊維の初期の急性炎症性破壊からの治癒、および筋繊維が再生するまでの組織的反応は、2mm挙上群（12時間から21日間の観察）の咬筋深部でもっとも顕著であった。同様の反応が、表層咬筋と側頭筋前方にわずかに観察されたが、側頭筋後方、内側翼突筋、顎二腹筋では変化が認められなかった。異なる咀嚼筋におけるさまざまな重大な組織反応は、咬合挙上による筋繊維の伸長量に起因するかもしれない。一方で、外側翼突筋における筋繊維の変性萎縮は炎症徴候をともなわずに2日以内に発生し、これらの筋繊維の凝縮は、84日間の後半に持続し続けた。これらの発見により、下顎頭の偏位が咬合挙上後に重大な影響を及ぼすことが示唆された。1mm群において、一時的な急性炎症のみが咬筋の深層および表層に発生した。外側翼突筋における凝集筋繊維が少ないことを除き、筋繊維の変性変化は明らかにはならなかった。したがって、咬合面顎間距離範囲内の咬合挙上は、補綴治療のうえでは適切であることが示唆された。

（Akagawa Y, et al. J Prosthet Dent 1983;50(5):725-732.）

## 咬合挙上に対するモルモット咬筋浅部の適応

　咬筋浅層の繊維表現型における咬合高径増加の影響を研究するために、ミオシン重鎖(MHC)、ミオシン軽鎖(MLC)、トロポミオシンの組成について、ドデシル硫酸ナトリウム-ポリアクリルアミドゲル電気泳動とデンシトメトリーと組み合わせた二次元ゲル電気泳動によって正常モルモット(対照群)とバイトオープン(1週間で5.7mm咬合挙上させた)モルモットで分析した。咬筋浅層にはバイトオープン群と対照群の両方において、2つのfast-typeのMHCイソ型II-1とII-2が含まれていた。それらの相対的な含有量(mean+/-SD, n=7)はバイトオープン群では47.8+/-2.9%と52.2+/-2.9%、対照群では44.4+/-3.0%と55.6+3.0%であった。この結果より、咬合挙上に関連して、MHC組成に有意な変化がないことが示された。一方で、MLCとトロポミオシン組成における有意差は両群間でみられた。しかしMLC組成はLC1f、LC2f、LC3fの3つの成分から構成され、どちらの群でも、それらの相対的な含有量(mean+/-SD, n=7)はバイトオープン群で37.1+/-2.4%、49.6+/-1.6%、13.2+/-3.2%、対照群では28.1+/-3.1%、50.9+/-1.6%、21.0+/-3.5%であり、咬合挙上はLC3fを消費させLC1fの相対的含有量を有意に増加させた（$P<0.0001$）。しかし、トロポミオシンはTM-alphaとTM-betaの2つの成分から構成され、どちらの群でも、それらの相対的な含有量(mean+/-SD,n=7)は、バイトオープン群ではそれぞれ91.8%+/-1.9%と8.2+/-1.9%であり、対照群では95.9+/-0.7%と4.1+/-0.7%で、咬合挙上に関連するTM-betaの相対的含有量に有意な差を認めた。これらの結果は、モルモットにおける1週間の咬合挙上は、咬筋のMLCとトロポミオシンの組成を変えたものの、MHCについては重大な変化を認めなかった。機能的要求の変化に合わせて、これらの変化が必要であることが示唆された。

（Ohnuki Y, et al. Arch Oral Biol 1999;44(4):329-335.）

# Increasing occlusal vertical dimension

**引用数 12位**

## 咬合挙上する際の臨床的考慮事項：レビュー

　本論文の目的は、患者の歯列を修復する際の咬合高径の増加に関する臨床的考慮事項について論じることである。十分な口腔内外の評価には、咬合挙上（OVD）の増加への適応性を評価することが必須である。過去に失われたOVDを測定するために多数の技術が提案されている。しかしながら、その技術は一貫性と信頼性に欠けており、それは次にOVDを増加させるかどうかの判断に影響を与える。それゆえ、OVDの増加量は歯科的修復の必要性と審美性の要求に基づいて決定されるべきである。一般的には、OVDは最小限の増加量が適用されるべきであり、OVDの最大5mmの増加は修復材料に十分なオクルーザルスペースを付与するため、また前歯部の審美性を向上させるために正当化することができる。文献では永久的にOVDを増加させることの安全性を評価しており、症状や徴候が発生することもあるが、これらは通常一時的なものである。OVDの増加は、患者の適応力を予測するための可撤性補綴修復よりも、固定性補綴修復を用いて達成されるべきであると示されていた。これに対してTMJ患者には例外があり、OVDの増加は不可逆的な手順のいずれかを考慮する前に、TMD関連症状を制御するための可撤性装置を用いて行われるべきである。

（Abduo J, et al. Aust Dent J 2012;57( 1 ): 2 -10.）

**引用数 18位**

## 顔面高に対する咬合挙上の影響

**目的：** この研究は、欠損のない天然歯列をもつ若年成人の顔面高に対する咬合挙上（OVD）の影響を評価することである。
**材料および方法：** 22名の被験者の顔面は標準化された方法で前方方向から写真撮影された。被験者には上下切歯間距離を2、4、6、8mm増加させる4個の上顎咬合面被覆装置を装着させ、咬頭嵌合位および臨床的安静位の写真を連続撮影した。客観的な測定には、写真上の顔面の基準マーカーを用いた。10名の評価者が順次ランダムに提示される写真に対して、顔面高の変化の結果を主観的に評価した。
**結果：** 咬合挙上した際の顔面基準マーカーを測定した結果、下顔面高は、咬頭嵌合位での切歯間距離が50％増加した場合と臨床的安静位が40％増加した場合において、主観的評価と客観的評価の下顔面高の変化が一致した。反復測定分散分析の結果、口腔内での咬合挙上による下顔面高への影響が統計学的に認められた。しかしながら主観的評価結果は、口腔内の咬合挙上（2～6mmの挙上）による顔面高の変化を認識することができなかった。分散分析では歯科医師と歯科医師でない評価者の違いはわずかであったが、評価者の2群間に統計学的有意差が認められ、歯科医師の評価の間違いがわずかに少なかった。
**結論：** 審美的理由のためにOVDを2～6mmの範囲で変更することで顔面高を変更させたとしても、視覚的には認識できない場合がある。

（Gross MD, et al. Int J Prosthodont 2002;15( 4 ):353-357.）

TMD・咬合のための重要12キーワード

# 10 TMD and Occlusion
TMDと咬合

TMDの病因に関する研究は、長年にわたり続けられてきた。かつては、咬合異常（中心咬合位と中心位のずれ、アンテリアガイダンスの欠如、非作業側での咬合干渉、咬頭干渉をともなう咬合面の不正、骨格性および歯性不正咬合、臼歯部支持の欠如、咬合高径の異常など）がTMD発症におけるもっとも重要なリスク因子であると考えられていた。しかし、現在ではTMDの病因は多因子であり、咬合がTMDの病因として果たす役割は小さいと考えられている。
（別冊 the Quintessence TMD YEAR BOOK 2011. 東京：クインテッセンス出版, 2011より引用改変）

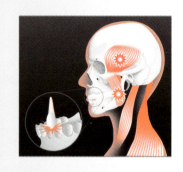

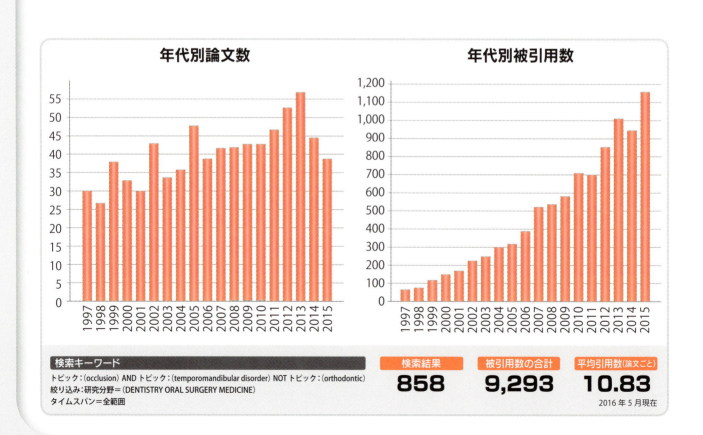

検索キーワード
トピック：(occlusion) AND トピック：(temporomandibular disorder) NOT トピック：(orthodontic)
絞り込み：研究分野＝(DENTISTRY ORAL SURGERY MEDICINE)
タイムスパン＝全範囲

検索結果 **858**　被引用数の合計 **9,293**　平均引用数（論文ごと） **10.83**

2016年5月現在

## ⑩ TMD and Occlusion

# トムソン・ロイターが選んだベスト**20**論文

| 引用数 | タイトル・和訳 | 2012年 | 2013年 | 2014年 | 2015年 | 合計引用数 | 平均引用数（1年ごと） |
|---|---|---|---|---|---|---|---|
| **1位** | Pullinger AG, Seligman DA, Gornbein JA. A multiple logistic regression analysis of the risk and relative odds of temporomandibular disorders as a function of common occlusal features. J Dent Res 1993;72( 6 ):968-979.<br>顎関節症に共通する咬合特性に関するリスク因子とオッズ比の多重ロジスティック回帰分析 | 13 | 10 | 21 | 12 | 233 | 9.71 |
| **2位** | Magnusson T, Egermark I, Carlsson GE. A longitudinal epidemiologic study of signs and symptoms of temporomandibular disorders from 15 to 35 years of age. J Orofac Pain 2000;14( 4 ):310-319.<br>15歳から35歳までの顎関節症の徴候と症状の長期的疫学調査 | 10 | 13 | 9 | 14 | 147 | 8.65 |
| **3位** | Dao TT, Lavigne GJ. Oral splints: the crutches for temporomandibular disorders and bruxism? Crit Rev Oral Biol Med 1998; 9 ( 3 ):345-361.<br>オーラルスプリント：顎関節症とブラキシズムにとっての支えとなるか？ | 9 | 12 | 9 | 9 | 135 | 7.11 |
| **4位** | Thilander B, Rubio G, Pena L, de Mayorga C. Prevalence of temporomandibular dysfunction and its association with malocclusion in children and adolescents: an epidemiologic study related to specified stages of dental development. Angle Orthod 2002;72( 2 ):146-154.<br>小児と若年者の顎関節症と顎関節症に関係する不正咬合の発生率：歯科的成長段階に関する疫学研究 | 15 | 20 | 15 | 11 | 132 | 8.8 |
| **5位** | Pullinger AG, Seligman DA. Quantification and validation of predictive values of occlusal variables in temporomandibular disorders using a multifactorial analysis. J Prosthet Dent 2000;83( 1 ):66-75.<br>多因子分析法による顎関節症に対する咬合因子の予測値の定量化と妥当性の確認 | 7 | 7 | 12 | 8 | 102 | 6 |
| **6位** | Greene CS. The etiology of temporomandibular disorders: implications for treatment. J Orofac Pain 2001;15( 2 ):93-105.Greene CS. The etiology of temporomandibular disorders: implications for treatment. J Orofac Pain 2001;15( 2 ):93-105.<br>顎関節症の病因論：治療との関係 | 10 | 12 | 9 | 9 | 97 | 6.06 |
| **7位** | Egermark I, Carlsson GE, Magnusson T. A 20-year longitudinal study of subjective symptoms of temporomandibular disorders from childhood to adulthood. Acta Odontol Scand 2001;59( 1 ):40-48.<br>小児から成人に至るまでの顎関節症の主観的症状の20年間の追跡研究 | 7 | 6 | 8 | 9 | 91 | 5.69 |

# TMD・咬合のための重要12キーワード（関連性の高い論文和訳）

## トムソン・ロイターが選んだベスト**20**論文

| タイトル・和訳 | 2012年 | 2013年 | 2014年 | 2015年 | 合計引用数 | 平均引用数（1年ごと） |
|---|---|---|---|---|---|---|
| 引用数 **8**位<br>Wolford LM, Pitta MC, Reiche-Fischel O, Franco PF. TMJ Concepts/ Techmedica custom-made TMJ total joint prosthesis: 5 -year follow-up study. Int J Oral Maxillofac Surg 2003;32( 3 ):268-274.<br>顎関節コンセプト：Techmedica カスタムメイド（関節型）顎関節補綴装置：5 年追跡研究 | 11 | 8 | 10 | 8 | 87 | 6.21 |
| 引用数 **9**位<br>De Boever JA, Carlsson GE, Klineberg IJ. Need for occlusal therapy and prosthodontic treatment in the management of temporo-mandibular disorders. Part I. Occlusal interferences and occlusal adjustment. J Oral Rehabil 2000;27( 5 ):367-379.<br>顎関節症の管理における咬合治療と補綴治療の必要性　PartⅠ.咬合干渉と咬合調整 | 6 | 5 | 5 | 9 | 80 | 4.71 |
| 引用数 **10**位<br>Kanno T, Carlsson GE. A review of the shortened dental arch concept focusing on the work by the Käyser/Nijmegen group. J Oral Rehabil 2006;33(11):850-862.<br>Käyser/Nijmegen らのグループによる研究に着目した短縮歯列の概念のレビュー | 8 | 8 | 9 | 11 | 77 | 7 |
| 引用数 **11**位<br>Carlsson GE, Egermark I, Magnusson T. Predictors of bruxism, other oral parafunctions, and tooth wear over a 20-year follow-up period. J Orofac Pain 2003;17( 1 ):50-57.<br>ブラキシズムとその他の口腔異常機能および咬耗の予測因子についての20年間の追跡調査 | 8 | 3 | 4 | 11 | 75 | 5.36 |
| 引用数 **12**位<br>Conti PC, Ferreira PM, Pegoraro LF, Conti JV, Salvador MC. A cross-sectional study of prevalence and etiology of signs and symptoms of temporomandibular disorders in high school and university students. J Orofac Pain 1996;10( 3 ):254-262.<br>高校生と大学生における顎関節症の徴候と症状の有病率および病因の横断的研究 | 5 | 3 | 6 | 4 | 72 | 3.43 |
| 引用数 **13**位<br>Hesse KL, Artun J, Joondeph DR, Kennedy DB. Changes in condylar postition and occlusion associated with maxillary expansion for correction of functional unilateral posterior crossbite. Am J Orthod Dentofacial Orthop 1997;111( 4 ):410-418.<br>機能的片側臼歯部交叉咬合の修正のための上顎歯列拡大に関係する顆頭位と咬合の変化 | 4 | 3 | 8 | 4 | 71 | 3.55 |
| 引用数 **14**位<br>Ferrario VF, Tartaglia GM, Galletta A, Grassi GP, Sforza C. The influence of occlusion on jaw and neck muscle activity: a surface EMG study in healthy young adults. J Oral Rehabil 2006;33( 5 ):341-348.<br>下顎と頸部筋活動に対する咬合の影響：健康な若年者の表面筋電図研究 | 7 | 9 | 8 | 10 | 69 | 6.27 |

# ⑩ TMD and Occlusion

## トムソン・ロイターが選んだベスト**20**論文

| タイトル・和訳 | 2012年 | 2013年 | 2014年 | 2015年 | 合計引用数 | 平均引用数（1年ごと） |
|---|---|---|---|---|---|---|
| **引用数 15位** Clark GT, Tsukiyama Y, Baba K, Watanabe T. Sixty-eight years of experimental occlusal interference studies: what have we learned? J Prosthet Dent 1999;82( 6 ):704-713. 68年間の試験的咬合干渉研究：われわれは何を学んだか？ | 5 | 5 | 1 | 15 | 65 | 3.61 |
| **引用数 16位** Liu ZJ, Yamagata K, Kasahara Y, Ito G. Electromyographic examination of jaw muscles in relation to symptoms and occlusion of patients with temporomandibular joint disorders. J Oral Rehabil.1999;26( 1 ):33-47. 顎関節症患者の症状と咬合に関係する下顎筋電図検査 | 1 | 7 | 2 | 8 | 63 | 3.5 |
| **引用数 17位** Schiffman EL, Fricton JR, Haley D. The relationship of occlusion, parafunctional habits and recent life events to mandibular dysfunction in a non-patient population. J Oral Rehabil 1992;19( 3 ):201-223. 非患者集団における、咬合と異常機能習癖および直近のライフイベントに対する下顎機能障害との関連性 | 3 | 3 | 4 | 2 | 59 | 2.36 |
| **引用数 18位** Seligman DA, Pullinger AG. Analysis of occlusal variables, dental attrition, and age for distinguishing healthy controls from female patients with intracapsular temporomandibular disorders. J Prosthet Dent 2000;83( 1 ):76-82. 関節包内顎関節症を有する女性患者と健常対象者を区別するための咬合変化、咬耗、および年齢の解析 | 5 | 7 | 4 | 8 | 58 | 3.41 |
| **引用数 19位** Carlsson GE, Egermark I, Magnusson T. Predictors of signs and symptoms of temporomandibular disorders: a 20-year follow-up study from childhood to adulthood. Acta Odontol Scand 2002;60( 3 ):180-185. 顎関節症の徴候と症状の予測因子：幼少期から成人期にわたる20年間の追跡調査 | 5 | 6 | 6 | 3 | 56 | 3.73 |
| **引用数 20位** Raphael KG, Marbach JJ. Widespread pain and the effectiveness of oral splints in myofascial face pain. J Am Dent Assoc 2001;132( 3 ):305-316. 顔面筋筋膜痛における広範囲の疼痛とオーラルスプリントの効果 | 3 | 7 | 3 | 5 | 56 | 3.5 |

103

# TMD・咬合のための重要12キーワード（関連性の高い論文和訳）

## A multiple logistic regression analysis of the risk and relative odds of temporomandibular disorders as a function of common occlusal features.

### 顎関節症に共通する咬合特性に関するリスク因子とオッズ比の多重ロジスティック回帰分析

Pullinger AG, Seligman DA, Gornbein JA.

共通する咬合特性11項目について無症状のコントロール群（n=147）とTMD症状のある5群を比較し、多重ロジスティック回帰分析を用いてオッズ比を算出した。TMD症状の5群は、復位をともなう円板転移（n=81）、復位をともなわない円板転移（n=48）、円板転移の既往のある変形性関節症（n=75）、主に変形性関節症（n=85）、筋痛のみ（n=124）とした。下顎後退接触位（RCP）から咬頭嵌合位（ICP）への下顎位のずれが2mm以上、下顎偏位が左右非対称、RCPでの咬合接触が片側のみ、過蓋咬合、オーバージェットが小さい、正中の不一致、喪失歯が4歯以下、上下第一大臼歯の位置関係のずれ、または両側第一大臼歯の非対称性がある者は除外した。2〜5の咬合の特徴がそれらのTMD患者群に関係していた。前歯部開咬（$p < 0.01$）、片側性の交叉咬合（$p < 0.05$ to $p < 0.01$）、オーバージェットが6〜7mm以上（$p < 0.05$ to $p < 0.01$）、臼歯部5〜6歯以上の欠損（$p < 0.05$ to $p < 0.01$）、そしてRCP-ICP間の偏位が2mm以上（$p < 0.05$ to $p < 0.01$）が有意なリスク因子であった。TMD患者に対する咬合の寄与はゼロではないが、TMD症状がある患者のバリエーションのほとんどが咬合により説明する事はできなかった。したがって、咬合がTMD患者を定義するのに特異的または支配的な因子であるとは考えられない。変形性関節症の患者において前歯部開咬というようなある種の特徴は、TMD症状の病因的因子というよりむしろ結果因子と考えられた。

（J Dent Res 1993;72(6):968-979.）

---

A multiple logistic regression analysis was used to compute the odds ratios for 11 common occlusal features for asymptomatic controls (n = 147) vs. five temporomandibular disorder groups: Disc Displacement with Reduction (n = 81), Disc Displacement without Reduction (n = 48), Osteoarthrosis with Disc Displacement History (n = 75), Primary Osteoarthrosis (n = 85), and Myalgia Only (n = 124). Features that did not contribute included: retruded contact position (RCP) to intercuspal position (ICP) occlusal slides < or = 2 mm, slide asymmetry, unilateral RCP contacts, deep overbite, minimal overjet, dental midline discrepancies, < or = 4 missing teeth, and maxillo-mandibular first molar relationship or cross-arch asymmetry. Groupings of a minimum of two to at most five occlusal variables contributed to the TMD patient groups. Significant increases in risk occurred selectively with anterior open bite ($p < 0.01$), unilateral maxillary lingual crossbite ($p < 0.05$ to $p < 0.01$), overjets > 6-7 mm ($p < 0.05$ to $p < 0.01$), > or > 5-6 missing posterior teeth ($p < 0.05$ to $p < 0.01$), and RCP-ICP slides > 2 mm ($p < 0.05$ to $p < 0.01$). While the contribution of occlusion to the disease groups was not zero, most of the variation in each disease population was not explained by occlusal parameters. Thus, occlusion cannot be considered the unique or dominant factor in defining TMD populations. Certain features such as anterior open bite in osteoarthrosis patients were considered to be a consequence of rather than etiological factors for the disorder.

# 10 TMD and Occlusion

## Prevalence of temporomandibular dysfunction and its association with malocclusion in children and adolescents: an epidemiologic study related to specified stages of dental development.

小児と若年者の顎関節症と顎関節症に関係する不正咬合の発生率：歯科的成長段階に関する疫学研究

Thilander B, Rubio G, Pena L, de Mayorga C.

4,724名の小児 (2,353名の女児 と 2,371名の男児、5〜17歳) のサンプルを暦年齢だけでなく歯の発育段階 (乳歯、混合歯列期、永久歯) によってもグループ分けした。機能咬合 (前方および側方運動、咬合干渉)、歯の摩耗、顎運動 (開口、偏位) について記録を取り、触診による TMJ と筋の疼痛を記録した。頭痛は、子どもに TMD の訴えがあった場合のみの症状記録とした。その結果、1つ以上の臨床的特徴が被験者の25％以上で認められ、そのほとんどが軽度であった。TMD 患者数は成長期に増加した。一般に女児の方が男児よりも大きな影響を受けた。複数の徴候には有意な関連が認められ、TMD は臼歯部の交叉咬合、前歯部開咬、Angle III級の臼歯関係、極度の骨格性のオーバージェットと関連していた。

（Angle Orthod 2002;72(2):146-154.）

A sample of 4724 children (2353 girls and 2371 boys) (5-17 years old) were grouped not only by chronological age but also by stage of dental development (deciduous, early mixed, late mixed, and permanent dentition). The registrations included functional occlusion (anterior and lateral sliding, interferences), dental wear, mandibular mobility (maximal opening, deflection), and temporomandibular joint and muscular pain recorded by palpation. Headache was the only symptom of temporomandibular dysfunction (TMD) reported by the children. The results showed that one or more clinical signs were recorded in 25% of the subjects, most of them being mild in character. The prevalences increased during the developmental stages. Girls were in general more affected than boys. Significant associations were found between different signs, and TMD was associated with posterior crossbite, anterior open bite, Angle Class III malocclusion, and extreme maxillary overjet.

# TMD・咬合のための重要12キーワード(関連性の高い論文和訳)

引用数 5位

## Quantification and validation of predictive values of occlusal variables in temporomandibular disorders using a multifactorial analysis.

### 多因子分析法による顎関節症に対する咬合因子の予測値の定量化と妥当性の確認

Pullinger AG, Seligman DA.

**問題提示**：咬合にかかわる変数と顎関節症(TMDs)との関連性についてのコンセンサスが欠如している。

**目的**：TMD患者と無症状の成人の被験者とを識別するため、潜在的最大咬合力を推測することである。

**方法および材料**：女性のTMD患者(1993：n = 257、1998：n = 124)を円板転移と変形性関節症とに二分したグループの咬合特性について、多重ロジスティック回帰分析し、無症状の女性対照群(n = 51 / 47)と比較した。有意変数と全対数尤度への寄与は、感度と特異度を含めて、単変量解析による予測値と比較された。

**結果**：女性の咬合因子(1993, 1998)は対数尤度の4.8%から27.1%にすぎない。ロジスティック回帰分析と比較して、単変量解析は特に感度が劣るためTMD患者の予測性が低かった。円板転移の患者では、片側性の臼歯部交差咬合とRCP-ICP偏位量が大きいことが主な特徴だった。変形性関節症の患者ではRCP-ICPの偏位量が大きく、オーバージェットが大きいことが全体を通しての特徴で、一部ではオーバーバイトが小さいことも特徴であった。病態に対する有意な相対危険度(オッズ比 > 2 : 1)は、主に過度な範囲での咬合因子の測定結果に関連していた。

**結論**：咬合因子はTMD患者の識別の補助因子になりうるかもしれないが、その役割は誇張されるべきではない。いくらかの咬合因子はTMDの原因よりも関係があるかもしれない。ある1つの変数は限られた範囲内で価値があり、TMDモデルに対する逆変数となる場合がある。変数の組み合わせには病態特異性があるように思われる。過度な範囲にある咬合因子はTMD患者の領域であるが、多くの患者は正常範囲に属する。

(J Prosthet Dent 2000;83( 1 ):66-75.)

---

STATEMENT OF PROBLEM:A consensus is lacking on the association between occlusal variables and temporomandibular disorders (TMDs).
PURPOSE:This study estimated the maximum potential power of occlusal variables to differentiate patients with TMD from asymptomatic normal adult subjects.
MATERIAL AND METHODS:The occlusal characteristics in 2 sets of female patients with intracapsular TMD (1993, n = 257, and 1998, n = 124) differentiated into disk displacement and osteoarthrosis subdiagnoses were compared with asymptomatic female controls (n = 51 and 47) with multiple logistic regression analysis. Significant variables and total contribution to the log likelihood were compared with the predictive value of univariate analysis, including sensitivity and specificity.
RESULTS:Occlusal factors in the females (1993, 1998) explained no more than 4.8% to 27.1% of the log likelihood. In comparison to the logistic regression analysis, univariate analysis was less predictive of patients with TMD, due to notably lower sensitivity. Patients with disk displacement were mainly characterized by unilateral posterior crossbite and longer RCP-ICP slides. Patients with osteoarthrosis were most consistently characterized by longer RCP-ICP slides and larger overjet, and in part to reduced overbite. Significant relative risk for disease (odds ratio > 2:1) was mainly associated with infrequent, more extreme ranges of occlusion measurements.
CONCLUSION:Occlusal factors may be cofactors in the identification of patients with TMD, but their role should not be overstated. Some occlusal variation may be a consequence of rather than a cause for TMD. Single variables have more limited value and it takes sets of adverse variables to model TMD. Combinations of variables appear to be disease specific. Some extreme ranges of occlusion were the domain of patients with TMD, but most patients were within the normal ranges.

# 10 TMD and Occlusion

# The etiology of temporomandibular disorders: implications for treatment.

## 顎関節症の病因論：治療との関係

Greene CS.

　本論文はTMD分野についての病因論的考察を歴史的にレビューする。本レビューより古いメカニカルな病因論的概念が間違っているだけでなく、もっともポピュラーな現在の2つの概念（生物心理社会的および多因子）にも深刻な欠点があると考える。それゆえ、個々のTMD患者のレベルで実際にとらえているもののほとんどが特発性の状態であり、われわれはそれを単に知らないか、十分に測定できないか、なぜそれぞれの患者がTMD症状を有しているのか正確には原因を特定できていないのである。加えて、ある人が病気になり、ある人は病気にならないというのを最終的に決める宿主抵抗因子についても理解していない。このことをすべて適切に議論するために、意味的にも知的にも "why"（病因論）の問題は "how"（病態生理学）の問題と区別されるべきである。しかしながら、TMD患者における病因学を正確に識別することは現在のわれわれには不可能であるが、こうした患者に適切な（そしてしばしば成功する）治療を提供することができないわけではない。多くの健康条件は、現在ではそれらの病因学に関する不完全な理解または欠陥のある理解に基づいて医師や歯科医師により治療されるが、治療結果に関する経験的データを得ることによって、適切な治療があるレベルで施されることに繋がる。幸運にも、TMD治療の分野では多くの比較研究がなされており、それにより治療の失敗時の対処方法だけでなく、初期治療の選択の基礎が理解できる。病因学を完全に理解していなくても、われわれはまだ従来の良い治療を提供できるし、病因学的に欠陥のある概念に基づいている場合は特に、攻撃的で不可逆的な治療は避けるべきである。本論文はTMDと顎顔面疼痛の領域において、現在の基本的な科学研究活動の議論により結論を得た。より正確に標的を絞った治療の基礎となる特効の対策が開発されれば、関節疾患、筋痛、慢性疼痛における分子的および細胞的メカニズムに関するこれらの現在進んでいる研究は、この分野においてもっとも将来的な発展に繋がりそうであると考える。

(J Orofac Pain 2001;15(2):93-105.)

This article begins by reviewing the history of etiologic thinking in the field of temporomandibular disorders (TMD). I conclude from this review that not only are the old mechanistic etiologic concepts incorrect, but also that 2 of the most popular current concepts (biopsychosocial and multifactorial) are seriously flawed. Therefore, what we really have at the individual TMD patient level is nearly always an idiopathic situation--we simply do not know enough, or cannot measure enough, or cannot precisely determine why each patient has a TMD. In addition, we do not understand the host resistance factors that ultimately determine why one person gets sick while another does not. The issue of "why" (etiology) must be differentiated from the issue of "how" (pathophysiology), both semantically and intellectually, to discuss all of this properly. However, our current inability to precisely identify etiologies in TMD patients does not prevent us from providing sensible (and often successful) treatment for most of these patients. Many health conditions currently are treated by physicians and dentists with either incomplete or flawed understanding of their etiology, but the availability of empirical data about treatment outcomes permits some level of appropriate care to be given. Fortunately, a large number of comparative studies have been done in the field of TMD therapy, providing us with a basis for selecting initial therapies as well as for dealing with treatment failures. Even in the absence of a perfect understanding of etiology, we still can provide good conservative care, and we should avoid aggressive and irreversible treatments, especially when they are based on flawed concepts of etiology. The article concludes by discussing current basic science research activities in the field of TMD and orofacial pain. I propose that these ongoing studies of the molecular and cellular mechanisms of joint disease, muscle pain, and chronic pain are the most likely avenues to future progress in this field, as specific countermeasures are developed to become the basis for more precisely targeted therapies.

## 小児から成人に至るまでの顎関節症の主観的症状の20年間の追跡研究

　本研究の目的は、疫学集団の顎関節症状の20年の変化を調査し、これらの症状やその他の変化する因子との間の相関を分析することである。402名の7歳、11歳、15歳の被験者をランダムに選択し、顎関節症症状に関する質問票にて診査を行った。同様に4、5、10、20年後に診査を行った。20年後、それぞれのグループの小児が27歳から35歳になった時点で378名（94％）を追跡でき、質問票を彼らに郵送した。320名（最初の80％、追跡できたうちの85％）から質問票への記入と返送が得られた。20年の間、症状にはかなりの変動があった。重度の痛みや咀嚼システムの障害に進行することは稀であった。その一方で、頻繁に症状があった状態から無症状に軽快した者も稀であった。最後の診査の時、13％は1つもしくはそれ以上の顎関節症状を訴えていた。ブラキシズムの保有率は時間とともに増加したが、その他の口腔習癖は減少した。女性は男性よりも顎関節症状や頭痛をより頻繁に訴えていた。本研究で調査した変数の相関は主に弱かった。クレンチングとグラインディングと顎の疲労との間で、もっとも高い相関を認めた（rs=0.4〜0.5）。今回の小児期から青年期まで20年間調査した疫学集団において、顎関節症状のかなりの変動が認められた。重度の症状は稀であるが、8名のうち1名が最後の診査で頻回の顎関節症状を訴えていた。

（Egermark I, et al. Acta Odontol Scand 2001;59( 1 ):40-48.）

## 顎関節症の管理における咬合治療と補綴治療の必要性 Part Ⅰ. 咬合干渉と咬合調整

　このレビューは、咬合と顎関節症（TMD）の関係性と、TMDの管理における咬合治療の必要性の2つのパートに分類し、それらに関する文献を評価した。レビューの最初の部分は、咬合干渉の病因の重要性と、TMDの徴候や症状の管理、顎関節症の予防としての咬合調整のかかわりに焦点を当てている。これは長い間論争の的となっており、未解決である。この文献はTMDの病因論についての咬合の役割を強く支持しない。経験豊富な臨床医はまた、TMDの管理における咬合調整の必要性を否定し、一方、（経験の少ない）一般的な歯科医は、TMDの診断と治療における咬合についての概念に準拠している。予防的咬合調整が正当化されていないことには共通のコンセンサスがある。この分野における、いまだ残る多くの疑問を解決するためのエビデンスに基づいた研究法が明らかに必要である。

（De Boever JA, et al. J Oral Rehabil 2000;27( 5 ):367-379.）

# TMD and Occlusion

## 下顎と頸部筋活動に対する咬合の影響：
## 健康な若年者の表面筋電図研究

　健康な若年者の男性27名と女性35名の咬筋、側頭筋および胸鎖乳突筋（SCM）の随意最大咬みしめ時の筋電図（EMG）の特性を評価した。被験者を以下の2群に分類した。（1）完全なAngle I級咬合（犬歯と大臼歯の1級咬合関係が左右対称）、（2）部分的Angle I級咬合（1～3歯の犬歯／臼歯関係がI級関係、残りの関係はII級またはIII級）。平均して、標準化された筋肉の対称性が80.7～87.9％の範囲であった。随意最大咬みしめ時には、SCM筋の平均的共収縮がその最大収縮の13.7～23.5％であった。平均して、すべてのトルク係数（潜在的な側方方向の偏位成分）が、90％以上であり、すべての前後係数（咬筋と側頭筋の相対活性）は85％以上であった。長期間の咬筋と側頭筋の潜在的EMGの平均積算エリアは、87.4～106.8 mu V/mu V s%の範囲であった。標準化された収縮筋の活動は完全なAngle I級と部分的なAngle I級、そして男女間（双方向分散分析）では差は認めなかった。EMG指標のより大きなグループ内の変動傾向は、「完全な」Angle I級のものに比べて「部分的」Angle I級を有する被験者で観察された（側頭筋の対称性の有意差 $P = 0.013$：分散分析による）。咬合において、完全または部分的なAngle I級咬合の存在は、咬筋、側頭筋とSCMの標準化された最大自主的クレンチング時の収縮活動に影響を与えていないようであった。完全なAngle I級をもつ被験者群は、部分的なAngle I級をもつ被験者群と比較して同質であった。

（Ferrario VF, et al. J Oral Rehabil 2006;33(5):341-348.）

## 68年間の試験的咬合干渉研究：
## われわれは何を学んだか？

**問題提起**：歯や歯周組織や特に顎機能に対する咬合干渉による影響を理解する必要がある。
**目的**：本論文は動物やヒトに付与した実験的咬合干渉についての研究のサマリーである。
**材料および方法**：ヒトに関する18の文献と10件の動物研究をレビューした。実験的咬合干渉は、咬頭嵌合位を変化させるもの、側方顎運動時だけに接触するものにグループ分けされた。これらの干渉のアウトカムについては、局所的歯髄歯周反応、顎運動、ブラキシズムに対する影響が分析された。
**結果**：最大咬頭嵌合位の実験的咬合干渉は、影響のあった歯の歯周組織や歯髄に有害な効果を与え、しばしばこの影響は、円滑な顎機能や下顎筋群の疼痛、クリッキングという混乱を引き起こした。側方顎運動時だけに接触する実験的咬合干渉は、稀に顎機能に悪影響を与えた。さらに、咬合干渉が夜間のブラキシズムを引き起こすことやブラキシズムを止めることに対して、信頼できる根拠は示されなかった。
**結論**：咬合干渉によって、一時的局所的歯痛や歯の動揺、体性筋の緊張レベルのわずかな変化、咀嚼ストロークパターン、そしてときに顎関節のクリッキングが引き起こされる。これらの所見が無症状の患者にみられたことから、咬合干渉が慢性咀嚼筋痛または側頭下顎関節障害（顎関節症）の原因に関係するとはいえない。

（Clark GT, et al. J Prosthet Dent 1999;82(6):704-713.）

TMD・咬合のための重要12キーワード

#  Jaw movement and Muscle pain

筋痛と顎運動

睡眠時ブラキシズム（反復性の顎筋の活動）に起因する筋痛は、起床後に生じる一過性のもので、痛みがあるとむしろ筋活動は低下することが示されており、現在では、慢性筋痛と睡眠時ブラキシズムとの関連性は疑問視されている。
一方、筋痛のある顎関節症患者は、開口量が減少し、顎位の変化や開閉口運動路が不安定になるなどの顎運動障害を有する。実際に実験的咀嚼筋痛により下顎位や顎運動などが変化することがさまざまな報告で示されている。このため、咬合検査や咬合調整などの処置は、筋痛のあるときには避けるべきとされている。

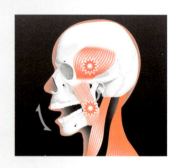

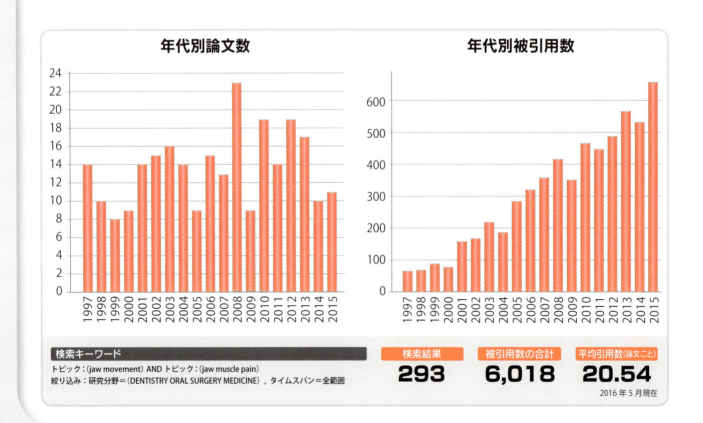

検索キーワード
トピック：(jaw movement) AND トピック：(jaw muscle pain)
絞り込み：研究分野＝(DENTISTRY ORAL SURGERY MEDICINE)，タイムスパン＝全範囲

| 検索結果 | 被引用数の合計 | 平均引用数(論文ごと) |
|---|---|---|
| 293 | 6,018 | 20.54 |

2016年5月現在

## ⑪ *Jaw movement and Muscle pain*

# トムソン・ロイターが選んだベスト**20**論文

| タイトル・和訳 | 2012年 | 2013年 | 2014年 | 2015年 | 合計引用数 | 平均引用数（1年ごと） |
|---|---|---|---|---|---|---|
| **引用数 1位** Lavigne GJ, Rompré PH, Montplaisir JY. Sleep bruxism: validity of clinical research diagnostic criteria in a controlled polysomnographic study. J Dent Res 1996;75( 1 ):546-552.<br>睡眠時ブラキシズム：コントロールされた睡眠ポリグラフ研究による臨床研究診断基準の妥当性 | 23 | 25 | 22 | 23 | 270 | 12.86 |
| **引用数 2位** Lavigne GJ, Kato T, Kolta A, Sessle BJ. Neurobiological mechanisms involved in sleep bruxism. Crit Rev Oral Biol Med 2003;14( 1 ):30-46.<br>睡眠時ブラキシズムを含む神経生理学的メカニズム | 20 | 17 | 21 | 20 | 180 | 12.86 |
| **引用数 3位** Lavigne GJ, Khoury S, Abe S, Yamaguchi T, Raphael K. Bruxism physiology and pathology: an overview for clinicians. J Oral Rehabil. 2008 Jul;35( 7 ):476-494.<br>ブラキシズムの生理学および病理学：臨床医のための概要 | 27 | 28 | 30 | 31 | 165 | 18.33 |
| **引用数 4位** Svensson P, Graven-Nielsen T. Craniofacial muscle pain: review of mechanisms and clinical manifestations. J Orofac Pain 2001;15( 2 ):117-145.<br>頭蓋顔面筋痛：メカニズムと臨床症状 | 13 | 15 | 5 | 12 | 161 | 10.06 |
| **引用数 5位** Cairns BE, Hu JW, Arendt-Nielsen L, Sessle BJ, Svensson P. Sex-related differences in human pain and rat afferent discharge evoked by injection of glutamate into the masseter muscle. J Neurophysiol 2001;86( 2 ):782-791.<br>グルタミン酸の咬筋注入により引き起こされたヒトの疼痛とラットの求心性神経の解放に関連する性差について | 9 | 11 | 8 | 3 | 158 | 9.88 |
| **引用数 6位** Svensson P, Arendt-Nielsen L, Nielsen H, Larsen JK. Effect of chronic and experimental jaw muscle pain on pain-pressure thresholds and stimulus-response curves. J Orofac Pain 1995; 9 ( 4 ):347-356.<br>圧痛閾値と刺激反応曲線に対する実験的慢性咀嚼筋痛への影響 | 7 | 4 | 6 | 10 | 150 | 6.82 |
| **引用数 7位** Hodges PW, Tucker K. Moving differently in pain: a new theory to explain the adaptation to pain. Pain 2011;152( 3  Suppl):S90-98.<br>疼痛時の運動の変化：疼痛への適応についての新たな理論 | 18 | 24 | 32 | 42 | 121 | 20.17 |

# TMD・咬合のための重要12キーワード（関連性の高い論文和訳）

## トムソン・ロイターが選んだベスト**20**論文

| タイトル・和訳 | 2012年 | 2013年 | 2014年 | 2015年 | 合計引用数 | 平均引用数（1年ごと） |
|---|---|---|---|---|---|---|
| 引用数 **8位** Yu XM, Sessle BJ, Vernon H, Hu JW. Effects of inflammatory irritant application to the rat temporomandibular joint on jaw and neck muscle activity. Pain 1995;60( 2 ):143-149.<br>顎および頸部筋活動に関するラット顎関節への炎症性刺激物有用性の効果 | 5 | 4 | 2 | 4 | 118 | 5.36 |
| 引用数 **9位** Svensson P, Cairns BE, Wang K, Arendt-Nielsen L. Injection of nerve growth factor into human masseter muscle evokes long-lasting mechanical allodynia and hyperalgesia. Pain 2003;104( 1 - 2 ):241-247.<br>ヒト咀嚼筋への神経成長因子の注入は永続的な機械的異痛症と痛覚過敏を誘発する | 6 | 10 | 13 | 9 | 117 | 8.36 |
| 引用数 **10位** Warren MP, Fried JL. Temporomandibular disorders and hormones in women. Cells Tissues Organs 2001;169( 3 ):187-192.<br>女性の顎関節症とホルモン | 10 | 12 | 8 | 9 | 106 | 6.62 |
| 引用数 **11位** Svensson P, Arendt-Nielsen L, Houe L. Muscle pain modulates mastication: an experimental study in humans. J Orofac Pain 1998;12( 1 ): 7 -16.<br>筋痛は咀嚼を変化させる：ヒトでの実験的研究 | 3 | 4 | 1 | 5 | 83 | 4.37 |
| 引用数 **12位** Rollman GB, Gillespie JM. The role of psychosocial factors in temporomandibular disorders. Curr Rev Pain 2000; 4 ( 1 ):71-81.<br>顎関節症における心理社会的要因の役割 | 6 | 4 | 9 | 4 | 82 | 4.82 |
| 引用数 **13位** Svensson P, Arendt-Nielsen L, Houe L. Sensory-motor interactions of human experimental unilateral jaw muscle pain: a quantitative analysis. Pain 1996;64( 2 ):241-249.<br>ヒトの実験的片側性顎筋痛の感覚─運動相互作用：定量分析 | 6 | 2 | 1 | 3 | 80 | 3.81 |
| 引用数 **14位** Bakke M. Mandibular elevator muscles: physiology, action, and effect of dental occlusion. Scand J Dent Res 1993;101( 5 ):314-331.<br>下顎挙筋：生理機能、活動、および咬合への影響 | 4 | 4 | 2 | 1 | 80 | 3.33 |

## 11 *Jaw movement and Muscle pain*

# トムソン・ロイターが選んだベスト**20**論文

| タイトル・和訳 | 2012年 | 2013年 | 2014年 | 2015年 | 合計引用数 | 平均引用数（1年ごと） |
|---|---|---|---|---|---|---|
| 引用数 **15**位 Aramideh M, Ongerboer de Visser BW. Brainstem reflexes: electro-diagnostic techniques, physiology, normative data, and clinical applications. Muscle Nerve 2002;26( 1 ):14-30. 脳幹反射：電気的診断法、生理学、標準的データ、および臨床応用 | 8 | 6 | 6 | 6 | 79 | 5.27 |
| 引用数 **16**位 Capra NF, Ro JY. Experimental muscle pain produces central modulation of proprioceptive signals arising from jaw muscle spindles. Pain 2000;86( 1 - 2 ):151-162. 実験的筋痛は下顎筋群筋紡錘から起こる固有受容信号の中心変調を引き起こす | 3 | 7 | 3 | 2 | 70 | 4.12 |
| 引用数 **17**位 Winocur E, Gavish A, Voikovitch M, Emodi-Perlman A, Eli I. Drugs and bruxism: a critical review. J Orofac Pain 2003;17( 2 ):99-111. 薬品とブラキシズム：批評レビュー | 5 | 8 | 6 | 9 | 69 | 4.93 |
| 引用数 **18**位 Stohler CS, Zhang X, Lund JP. The effect of experimental jaw muscle pain on postural muscle activity. Pain 1996;66( 2 - 3 ):215-221. 実験的下顎筋群の疼痛による姿勢筋活動への作用 | 1 | 1 | 2 | 2 | 69 | 3.29 |
| 引用数 **19**位 Murray GM, Peck CC. Orofacial pain and jaw muscle activity: a new model. J Orofac Pain 2007;21( 4 ):263-278. 口腔顔面痛と下顎筋群の活動：新しいモデル | 6 | 12 | 10 | 12 | 65 | 6.5 |
| 引用数 **20**位 Clark GT, Tsukiyama Y, Baba K, Watanabe T. Sixty-eight years of experimental occlusal interference studies: what have we learned? J Prosthet Dent 1999;82( 6 ):704-713. 68年間の実験的咬合干渉研究：われわれは何を学んだか？ | 5 | 5 | 1 | 15 | 65 | 3.61 |

# TMD・咬合のための重要12キーワード（関連性の高い論文和訳）

## Sleep bruxism: validity of clinical research diagnostic criteria in a controlled polysomnographic study.

### 睡眠時ブラキシズム：コントロールされた睡眠ポリグラフ研究による臨床研究診断基準の妥当性

Lavigne GJ, Rompré PH, Montplaisir JY.

　睡眠時顎顔面運動活動――特にブラキシズム――についての診断基準の臨床的妥当性は、これまで調査されていない。米国睡眠学会の基準に沿って選択されたブラキサー18名と、無症状の被験者18名の睡眠ポリグラフ検査を行い、(1)睡眠時ブラキシズムとその他の顔面運動活動とを区別し、(2)研究基準の感度および特異度、予測値を計算するために分析した。臨床検査と問診により、ブラキサー18名全員が睡眠時に頻繁に歯ぎしりをしていることを報告していた。咬耗については18名のブラキサーのうち16名が、顎の不快感については6名が報告した。これらの結果は対照群には認められなかった。睡眠ポリグラフ検査の結果は、無症状の被験者（対照群）は1時間あたり平均1.7±0.3個（閉口筋の維持あるいは繰り返しのバースト活動数）であったのに対して、ブラキサーは有意に高い活動レベルであった（5.4±0.6エピソード）。対照群は1エピソードあたり4.6±0.3回のブラキシズムバーストと1時間あたり6.2回（0～23回）のブラキシズムバーストを示した。一方、ブラキサー群は7.0±0.7回と36.1回（5.8～108回）であった。2回以上の歯ぎしり音を含んだブラキシズムのようなエピソードはブラキサー群では18名中14名、対照群では1名だった。どの睡眠パラメータにおいても両群間での違いが見られなかった。今回の結果に基づいて、睡眠ポリグラフ検査による診断のカットオフ基準は次のように提唱される：(1)1時間当たり4エピソード以上、(2)1エピソードにつき、6回以上のブラキシズムバースト、および/または、睡眠1時間あたり25回のブラキシズムバースト、(3)2回以上の歯ぎしり音のあるエピソード。睡眠ポリグラフ検査とブラキシズムの関連変数をロジスティック回帰分析と合わせると、臨床診断は対照群では81.3％、ブラキサー群では83.3％の精度で予測できるとされた。これらの臨床研究基準はより多くの集団で検証し、睡眠時ブラキシズムのさまざまな重症度を示せるようにする必要がある。

(J Dent Res 1996;75(1):546-552.)

The clinical validity of diagnostic criteria for sleep orofacial motor activity--more specifically, bruxism--has never been tested. Polysomnographic recordings from 18 bruxers and 18 asymptomatic subjects, selected according to American Sleep Disorders Association criteria, were analyzed (1) to discriminate sleep bruxism from other orofacial motor activities and (2) to calculate sensitivity, specificity, and predictive values of research criteria. Clinical observations and reports revealed that all 18 bruxers reported frequent tooth-grinding during sleep. Tooth wear was noted in 16 out of 18 bruxers and jaw discomfort reported by six of them. These findings were present in none of the controls. The analysis of polysomnographic data showed that the asymptomatic subjects presented a mean of 1.7 +/- 0.3 bruxism episodes per hour of sleep (sustained or repetitive bursting activity in jaw closer muscles), while bruxers had a significantly higher level of activity: 5.4 +/- 0.6. Controls exhibited 4.6 +/- 0.3 bruxism bursts per episode and 6.2 (from 0 to 23) bruxism bursts per hour of sleep, whereas bruxers showed, respectively, 7.0 +/- 0.7 and 36.1 (5.8 to 108). Bruxism-like episodes with at least two grinding sounds were noted in 14 of the 18 bruxers and in one control. The two groups exhibited no difference in any of the sleep parameters. Based on the present findings, the following polysomnographic diagnostic cut-off criteria are suggested: (1) more than 4 bruxism episodes per hour, (2) more than 6 bruxism bursts per episode and/or 25 bruxism bursts per hour of sleep, and (3) at least 2 episodes with grinding sounds. When the polysomnographic bruxism-related variables were combined under logistic regression, the clinical diagnosis was correctly predicted in 81.3% of the controls and 83.3% of the bruxers. The validity of these clinical research criteria needs now to be challenged in a larger population, over time, and in subjects presenting various levels of severity of sleep bruxism.

# Jaw movement and Muscle pain

## Neurobiological mechanisms involved in sleep bruxism.

睡眠時ブラキシズムを含む神経生理学的メカニズム

Lavigne GJ, Kato T, Kolta A, Sessle BJ.

　睡眠時ブラキシズム（SB）は成人人口の8％にあると報告されており、主に反復性の閉口筋活動（1Hzに3バーストあるいはそれ以上の頻度）によって特徴づけられるリズム性咀嚼筋活動（RMMA）に関連する。SBの結果、ベッドパートナーの睡眠の邪魔をする歯ぎしり音だけでなく、歯の破壊、顎の痛み、頭痛、あるいは下顎運動制限を生じるかもしれない。RMMAは歯ぎしり音のない健常者の睡眠中の60％に観察されるので、SBは健常者の睡眠中に起こる咀嚼筋活動の徴候であるかもしれない。SBの病態生理学は明らかになってきており、咀嚼、嚥下、呼吸に関連するリズム性顎運動（RJM）の神経生理学や神経化学の概要について多くのエビデンスがある。睡眠についての文献には、筋緊張の減少、ノンレム睡眠から急速眼球運動（レム：REM）睡眠の特徴である弛緩開始に関係するメカニズムを説明するエビデンスが多く提供されている。いくつかの脳幹構造（橋の網様核、尾側核、小細胞性網様核など）や神経伝達物質（セロトニン、ドーパミン、GABA、ノルアドレナリン）は睡眠中のRJMの始まりと筋緊張の調整に関与している。なぜ高い割合の健常者に睡眠中のRMMAが見られるのか、また、なぜこの活動はSB患者には3倍の頻度であり、振幅も大きいのかについてはわかっていない。RMMAが、交互に起こる閉口筋と開口筋の典型的な咀嚼活動パターンの代わりに、閉口筋と開口筋の共同活性化に特徴づけられるのかも不明である。本レビューの最終章では、睡眠中のRMMAは上部消化管を円滑に動かし、気道開存性を増加させる役割があることを提案している。今回のレビューは今後の研究の概要で締めくくっている。

（Crit Rev Oral Biol Med 2003;14(1):30-46.）

Sleep bruxism (SB) is reported by 8% of the adult population and is mainly associated with rhythmic masticatory muscle activity (RMMA) characterized by repetitive jaw muscle contractions (3 bursts or more at a frequency of 1 Hz). The consequences of SB may include tooth destruction, jaw pain, headaches, or the limitation of mandibular movement, as well as tooth-grinding sounds that disrupt the sleep of bed partners. SB is probably an extreme manifestation of a masticatory muscle activity occurring during the sleep of most normal subjects, since RMMA is observed in 60% of normal sleepers in the absence of grinding sounds. The pathophysiology of SB is becoming clearer, and there is an abundance of evidence outlining the neurophysiology and neurochemistry of rhythmic jaw movements (RJM) in relation to chewing, swallowing, and breathing. The sleep literature provides much evidence describing the mechanisms involved in the reduction of muscle tone, from sleep onset to the atonia that characterizes rapid eye movement (REM) sleep. Several brainstem structures (e.g., reticular pontis oralis, pontis caudalis, parvocellularis) and neurochemicals (e.g., serotonin, dopamine, gamma aminobutyric acid [GABA], noradrenaline) are involved in both the genesis of RJM and the modulation of muscle tone during sleep. It remains unknown why a high percentage of normal subjects present RMMA during sleep and why this activity is three times more frequent and higher in amplitude in SB patients. It is also unclear why RMMA during sleep is characterized by co-activation of both jaw-opening and jaw-closing muscles instead of the alternating jaw-opening and jaw-closing muscle activity pattern typical of chewing. The final section of this review proposes that RMMA during sleep has a role in lubricating the upper alimentary tract and increasing airway patency. The review concludes with an outline of questions for future research.

# TMD・咬合のための重要12キーワード（関連性の高い論文和訳）

## Craniofacial muscle pain: review of mechanisms and clinical manifestations.

### 頭蓋顔面筋痛：メカニズムと臨床症状

Svensson P, Graven-Nielsen T.

顎関節症の疫学調査によると、総人口のかなりの割合（5％または6％）で、治療が必要なほどの重篤な持続的疼痛を経験することが立証されている。ただし残念なことに、頭蓋顔面筋痛についての現在の診断分類は、痛みのメカニズムの知見よりも徴候や症状の記述に基づいている。さらに頭蓋顔面筋痛の病態生理学や病因学では、原因に対する治療ができるほどに十分詳しくわかっていない。因果関係を説明するために多くの仮説が提案されている。しかしながら、筋痛の原因が何なのか、何が筋痛に影響するのかについては不明である。本論文では、動物やヒトを対象として頭蓋顔面筋痛を実験的手法で誘発した文献や、標準的状況下で体性感覚や運動機能に与える影響を評価した文献をレビューしている。今回の情報は、頭蓋顔面筋痛をもつ患者のさまざまな横断研究から得られた臨床的相互関係がある項目と比較している。実験的研究によると、筋痛が体性感覚と頭蓋顔面運動機能に有意な影響を与えることを報告している。実験的筋痛の典型的な体性感覚の徴候は、その部位の関連痛と疼痛感受性の増加である。実験的疼痛が発生している間は、頭蓋顔面運動機能は抑制されるが、咀嚼中の顎運動の幅や咀嚼速度を減少させるような神経筋の興奮が認められた。神経生物学的なメカニズムは末梢求心性神経の感作を変化させ、中枢性ニューロンの興奮性の亢進、下行性疼痛誘発システムのアンバランスに関与している。頭蓋顔面痛の存在下での脳幹の反射回路は、感覚運動機能の調整に重要である。それゆえ、体性感覚と運動機能の変化は痛みの結果と考えられており、痛みにつながる因子ではない。持続的筋痛の診断と治療についての臨床的示唆が、本論文の全体を通して議論されている。

（J Orofac Pain 2001;15(2):117-145.）

---

Epidemiologic surveys of temporomandibular disorders (TMD) have demonstrated that a considerable proportion of the population--up to 5% or 6%--will experience persistent pain severe enough to seek treatment. Unfortunately, the current diagnostic classification of craniofacial muscle pain is based on descriptions of signs and symptoms rather than on knowledge of pain mechanisms. Furthermore, the pathophysiology and etiology of craniofacial muscle pain are not known in sufficient detail to allow causal treatment. Many hypotheses have been proposed to explain cause-effect relationships; however, it is still uncertain what may be the cause of muscle pain and what is the effect of muscle pain. This article reviews the literature in which craniofacial muscle pain has been induced by experimental techniques in animals and human volunteers and in which the effects on somatosensory and motor function have been assessed under standardized conditions. This information is compared to the clinical correlates, which can be derived from the numerous cross-sectional studies in patients with craniofacial muscle pain. The experimental literature clearly indicates that muscle pain has significant effects on both somatosensory and craniofacial motor function. Typical somatosensory manifestations of experimental muscle pain are referred pain and increased sensitivity of homotopic areas. The craniofacial motor function is inhibited mainly during experimental muscle pain, but phase-dependent excitation is also found during mastication to reduce the amplitude and velocity of jaw movements. The underlying neurobiologic mechanisms probably involve varying combinations of sensitization of peripheral afferents, hyperexcitability of central neurons, and imbalance in descending pain modulatory systems. Reflex circuits in the brain stem seem important for the adjustment of sensorimotor function in the presence of craniofacial pain. Changes in somatosensory and motor function may therefore be viewed as consequences of pain and not factors leading to pain. Implications for the diagnosis and management of persistent muscle pain are discussed from this perspective.

## Jaw movement and Muscle pain

# Sex-related differences in human pain and rat afferent discharge evoked by injection of glutamate into the masseter muscle.

グルタミン酸の咬筋注入により引き起こされた
ヒトの疼痛とラットの求心性神経の解放に関連する性差について

Cairns BE, Hu JW, Arendt-Nielsen L, Sessle BJ, Svensson P.

　グルタミン酸の増量による組織外傷の動物実験によると、深部頭蓋顔面組織に対する末梢性侵害メカニズムの関与が考えられている。実際に、顎関節部にグルタミン酸(0.1〜1M,10microl)を注入すると末梢興奮性アミノ酸受容体が活性化され、反射性下顎筋反応を引き起こす。近年、グルタミン酸により引き起こされた反射筋活動は、オスのラットよりもメスのラットにおいて有意に高いことがわかってきている。しかしながら、ラットで下顎筋活動を引き起こす濃度のグルタミン酸を末梢へ投与することが、同じようにヒトに痛みを起こし、深部頭蓋顔面侵害性求心神経を活性化させるかについてはわかっていない。咬筋求心神経の記録をヒトでは実現できないので、グルタミン酸の咬筋注入が男性および女性被験者に疼痛を誘発するか、グルタミン酸がオスとメスのラットの咬筋から供給される推定侵害性求心神経を興奮させるかどうかを本研究で検証した。その結果、男性と女性に対するグルタミン酸(0.5M、1.0M、あるいは0.2ml)の咬筋注入は、生理食塩水(0.2ml)の注入よりも痛みのピーク、持続時間、総合的な痛みのレベルが高かった。さらには、グルタミン酸によって誘発された痛みのピークや総合的な痛みは、男性よりも女性において有意に強かった。ラットでは両性において、グルタミン酸(10microl、0.5M)が頭蓋顔面領域から侵害情報が入力する三叉神経脊髄路核尾側亜核にある咬筋の求心性神経の一部(n=36)を活性化した。グルタミン酸に対する主な反応は、もっとも伝導速度が遅い筋の求心性神経(2.5〜5 m/s)において記録された。さらに、グルタミン酸が誘発した咬筋求心性活動はオスのラットよりもメスのラットで有意に大きかった。これらの結果は、グルタミン酸の咬筋注入は男性よりも女性に強い疼痛反応を起こし、この違いに対するメカニズムは女性の咬筋求心性神経のグルタミン酸への感受性が高いことが推察された。女性に慢性筋痛の有病率が高いことを考えると、急激な実験的咬筋痛におけるこれらの性差は興味深い結果となった。

(J Neurophysiol 2001;86(2):782-791.)

Animal studies have suggested that tissue injury-related increased levels of glutamate may be involved in peripheral nociceptive mechanisms in deep craniofacial tissues. Indeed, injection of glutamate (0.1-1 M, 10 microl) into the temporomandibular region evokes reflex jaw muscle responses through activation of peripheral excitatory amino acid receptors. It has recently been found that this glutamate-evoked reflex muscle activity is significantly greater in female than male rats. However, it is not known whether peripheral administration of glutamate, in the same concentrations that evoke jaw muscle activity in rats, causes pain in humans or activates deep craniofacial nociceptive afferents. Therefore we examined whether injection of glutamate into the masseter muscle induces pain in male and female volunteers and, since masseter afferent recordings were not feasible in humans, whether glutamate excites putative nociceptive afferents supplying the masseter muscle of male and female rats. Injection of glutamate (0.5 M or 1.0 M, 0.2 ml) into the masseter muscle of both men and women caused significantly higher levels of peak pain, duration of pain, and overall pain than injection of isotonic saline (0.2 ml). In addition, glutamate-evoked peak and overall muscle pain in women was significantly greater than in men. In rats of both sexes, glutamate (10 microl, 0.5 M) evoked activity in a subpopulation of masseter muscle afferents (n = 36) that projected to the subnucleus caudalis, an important relay of noxious input from the craniofacial region. The largest responses to glutamate were recorded in muscle afferents with the slowest conduction velocities (2.5-5 m/s). Further, glutamate-evoked masseter muscle afferent activity was significantly greater in female than in male rats. These results indicate that glutamate injection into the masseter muscle evokes pain responses that are greater in women than men and that one possible mechanism for this difference may be a greater sensitivity to glutamate of masseter muscle afferents in females. These sex-related differences in acute experimental masseter muscle pain are particularly interesting given the higher prevalence of many chronic muscle pain conditions in women.

# TMD・咬合のための重要12キーワード（関連性の高い論文和訳）

## 圧痛閾値と刺激反応曲線に対する実験的慢性咀嚼筋痛への影響

　咬筋の示指に対する圧痛閾値（PPTs）と刺激反応（S-R）曲線について、慢性咀嚼筋痛の女性11名と正常者11名（対照群）とを比較した。対照群の咬筋に対し、実験的な痛覚過敏状態と鎮静状態を得るため、5％生理食塩水と局所麻酔薬を注射した。PPTs は、対照群よりも咬筋筋痛患者群で有意に低値であった。S-R 曲線の平均角度は、対照群よりも咬筋筋痛患者群（0.481 +/- 0.213）で有意に低かった（0.274 +/- 0.201, $P < .0256$）。

　示指に対する PPTs と S-R 曲線に統計学的有意差は認められなかった。対照群の咬筋 PPTs は 5％生理食塩水注射による影響を受けなかったが、生理食塩水注射によって S-R 曲線角がベースラインの値と比較して有意に急になった（21.7% +/- 29.6%, $P < .037$）。対照群における咬筋の局所麻酔注射により PPTs が有意に増加し、S-R 曲線角度がベースライン時に比べて有意に減少した（-22.9% +/- 34.6%, $P < .0155$）。本研究の結果から、PPTs と S-R 曲線は実験的慢性咀嚼筋痛を定量評価する重要な手段であることが示唆された。

（Svensson P, et al. J Orofac Pain 1995; 9 (4):347-356.）

## 疼痛時の運動の変化：疼痛への適応についての新たな理論

　ヒトは疼痛時に振る舞いも変わる。これは疑いようのないことであるが、そのメカニズムについては驚くほどにわかっていない。われわれはミクロ（運動ニューロン単体）からマクロレベル（筋活動の強調）における疼痛に対する運動の適応について考察し、痛みによる運動の変化を説明するために新たな理論の基礎を提案することを試みた。現代の疼痛に対する運動適応理論には悪循環論と疼痛適応論があるが、以下の欠点がある。①運動神経路の興奮に対する痛みの影響は同じではない。②疼痛時の運動制御の変化は必ずしも定型、もしくは予測できるとは限らない。③現存する理論はすべての段階での運動変化を説明できない。④これまでの理論では疼痛時に運動ニューロンの放電が減少する際に筋力が維持されることを説明できない。

　今回提案する新しい疼痛への運動適応理論は5つの要素からなる。疼痛への適応は、①筋肉内や筋肉間での活動を再分配する。②運動が修正され、凝りがあるように物理的に動作が変化する。③疼痛や外傷、あるいは危惧される疼痛や外傷から保護する。④興奮における単純な変化により説明されるのではなく、運動システムの多様なレベルでの変化をともなう。⑤短期的効果があるものの、荷重増加、運動の減少、多様性の減少などの長期的な結果になり得る。

　今回の新しい運動適応理論は、臨床的実験的観察から成り立ち、仮説を検証できる。さらに明確にすべき重要な点は、適応することでそのシステムに対して短期的恩恵が得られるが、個人の健康に対しては長期的変化となる可能性があるということである。われわれの理論は、研究の新たな目標や疼痛リハビリテーションに対する最新の治療法を提供するものである。

（Hodges PW, et al. Pain 2011;152(3 Suppl):S90-98.）

# Jaw movement and Muscle pain

## 筋痛は咀嚼を変化させる：
## ヒトでの実験的研究

　本研究では12名の健常な男性に対し、高張生理食塩水（5%）の800秒間持続的注入により、咬筋に疼痛が引き起こされた。被験者には10cmのVASに疼痛強度を継続的に記録させた。点滴注入側および反対側の咀嚼運動および注入前、注入中、注入後の持続的筋痛の程度を、顎運動測定器や閉口筋筋電図を用いて定量的に評価した。また、短時間の静的咀嚼筋収縮時の随意最大咬合力(MVOF)を記録した。

　顎運動や筋電図のデータは、1回ごとの咀嚼サイクルに分け、サイクル間の変動性を見るために咀嚼サイクルごとの変化を分析した。持続的生理食塩水の注入によって、すべての被験者において、臨床的疼痛強度と関連して、強い局所的疼痛が生じた (mean VAS +/- SE, 4.6 +/- .3 cm)。疼痛発生の前後で比較したところ、疼痛発生後にMVOPは低下し ($P < .05$)、MVOFは筋痛に有意に影響を与えた ($P < .0005$)。ほとんどの咀嚼サイクル中で、生理食塩水が注入されている間のすべての閉口筋の平均筋活動は、点滴注入側および反対側の咀嚼においても減少した ($P < .05$)。これらの筋電図の変化は、咀嚼中の両側下顎閉口筋の咀嚼パターンの自然な反応によるものである。疼痛時の咀嚼中の顎運動の明らかな変化は、使用した顎運動測定器では検出できず、より正確で繊細な機器の開発が必要である。

（Svensson P, et al. J Orofac Pain 1998;12(1): 7 -16.）

## ヒトの実験的片側性顎筋痛の感覚—運動相互作用：
## 定量分析

　咬筋に5%高張生理食塩水0.15mを急速注射し、実験的筋痛を与えた。被験者10名に対し10cmのVASとMcGill疼痛質問表(MPQ)を用いて調査した。別の男性被験者13名に対して意図的に片側咀嚼に疼痛を与えた影響を、筋電図顎運動記録器を用いて定量的に評価した。被験者の顎運動と筋電図データは、平均咀嚼サイクルを単一の咀嚼サイクルとして変換した。正常状態の皮膚と局所麻酔した皮膚に5%生理食塩水を投与し、同じようにVASとMPQの特徴を調査した。

　疼痛をともなう咀嚼時の下顎の偏位は、疼痛付与前の値よりも明らかに垂直的に (10.0 +/- 11.5%、$P < 0.05$) および水平的に (22.6 +/- 20.9%、$P < 0.05$) 小さくなった。下顎の開閉口平均速度は、明らかに減少した (10.5 +/- 16.3% and 15.3 +/- 21.2%、$P < 0.05$)、疼痛時の累積顎運動距離も疼痛前と比較して明らかに少なかった (10.5 +/- 11.8%、$P < 0.05$)。

　さらに注射による疼痛時の筋活動は、疼痛前に比べ二乗平方根値(RMS値)は同側咬筋において明らかに低かった (20.3 +/- 25.4%、$P < 0.05$)。

　感覚—運動相互作用の観察は、注射の効果がある間、抑制脳幹介在ニューロン上の筋肉侵害受容求心性神経の活動の促進効果によって説明できる。それゆえ、その運動作用はより小さな振幅となり、実験的咀嚼筋痛への機能的順応を遅延している。

（Svensson P, et al. Pain 1996;64(2):241-249.）

*119*

## TMD・咬合のための重要12キーワード

### 12 Research diagnostic criteria for TMD

TMD 分類

RDC/TMD(research diagnostic criteria for temporomandibular disorders)は、1992年に公表された研究用の TMD 診断基準で、生物心理社会的モデルに基づく2軸診断システムを特徴としている。すなわち第Ⅰ軸（Axis Ⅰ）で身体的な評価、第Ⅱ軸（Axis Ⅱ）で心理・社会的な評価を行う。用意されている詳細なプロトコールにしたがって診察することで、共通の診断基準に基づく被験者集団が得られ、これによって研究者間で研究データの比較が可能となる。RDC/TMD が改変され、2014年1月に臨床にも用いることができる DC/TMD(diagnostic criteria for temporomandibular disorders)が公表された。これはいわば、世界標準の TMD 診断基準である。
（別冊 the Quintessence TMD YEAR BOOK 2014. 東京：クインテッセンス出版, 2014より引用改変）

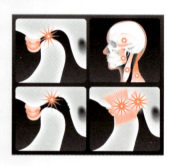

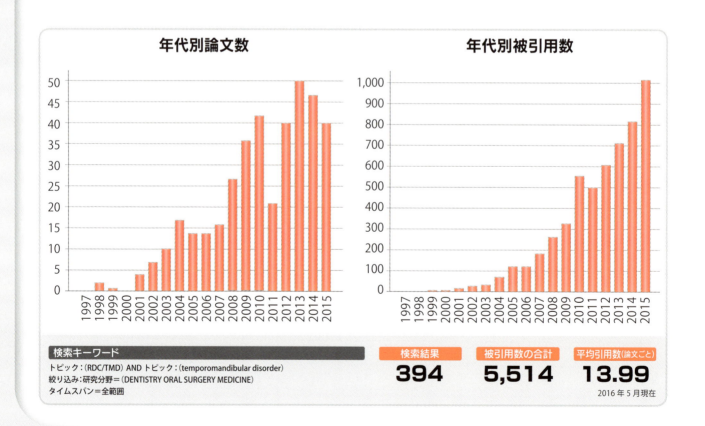

検索キーワード
トピック：(RDC/TMD) AND トピック：(temporomandibular disorder)
絞り込み：研究分野＝(DENTISTRY ORAL SURGERY MEDICINE)
タイムスパン＝全範囲

検索結果 **394**　被引用数の合計 **5,514**　平均引用数(論文ごと) **13.99**

2016年5月現在

## ⑫ Research diagnostic criteria for TMD

# トムソン・ロイターが選んだベスト**20**論文

| | タイトル・和訳 | 2012年 | 2013年 | 2014年 | 2015年 | 合計引用数 | 平均引用数（1年ごと） |
|---|---|---|---|---|---|---|---|
| 引用数 **1** 位 | List T, Dworkin SF. Comparing TMD diagnoses and clinical findings at Swedish and US TMD centers using research diagnostic criteria for temporomandibular disorders. J Orofac Pain 1996;10( 3 ):240-253.<br>顎関節症の研究用診断基準を用いた、スウェーデンおよび米国のTMD センターにおける TMD 診断と臨床所見の比較 | 11 | 8 | 13 | 9 | 164 | 7.86 |
| 引用数 **2** 位 | Yap AU, Dworkin SF, Chua EK, List T, Tan KB, Tan HH. Prevalence of temporomandibular disorder subtypes, psychologic distress, and psychosocial dysfunction in Asian patients. J Orofac Pain 2003;17( 1 ):21-28.<br>アジアの患者における顎関節症のサブタイプ、心理的苦痛、心理社会的機能障害の有病率 | 13 | 7 | 11 | 12 | 143 | 10.21 |
| 引用数 **3** 位 | Ahmad M, Hollender L, Anderson Q, Kartha K, Ohrbach R, Truelove EL, John MT, Schiffman EL. Research diagnostic criteria for temporomandibular disorders (RDC/TMD): development of image analysis criteria and examiner reliability for image analysis. Oral Surg Oral Med Oral Pathol Oral Radiol Endod 2009;107( 6 ):844-860.<br>顎関節症のための研究用診断基準（RDC / TMD）：画像解析のための画像分析基準の開発と診査機器の信頼性 | 19 | 25 | 18 | 33 | 116 | 14.62 |
| 引用数 **4** 位 | Wahlund K, List T, Dworkin SF. Temporomandibular disorders in children and adolescents: reliability of a questionnaire, clinical examination, and diagnosis. J Orofac Pain 1998;12( 1 ):42-51.<br>青年および幼児の顎関節症：問診、臨床検査と診断の信頼性 | 10 | 8 | 11 | 6 | 111 | 5.84 |
| 引用数 **5** 位 | Dworkin SF, Sherman J, Mancl L, Ohrbach R, LeResche L, Truelove E. Reliability, validity, and clinical utility of the research diagnostic riteria for Temporomandibular Disorders Axis II Scales: depression, non-specific physical symptoms, and graded chronic pain. J Orofac Pain 2002;16( 3 ):207-220.<br>顎関節症のⅡ軸評価（うつ病、非特異的な身体的症状、および段階的慢性疼痛）に関する研究診用断基準について信頼性、妥当性、臨床的有用性の検討 | 11 | 11 | 5 | 9 | 109 | 7.33 |
| 引用数 **6** 位 | John MT, Dworkin SF, Mancl LA. Reliability of clinical temporomandibular disorder diagnoses. Pain 2005;118( 1 - 2 ):61-69.<br>臨床的な顎関節症の診断についての信頼性 | 8 | 10 | 12 | 14 | 103 | 8.67 |
| 引用数 **7** 位 | Dworkin SF, Turner JA, Mancl L, Wilson L, Massoth D, Huggins KH, LeResche L, Truelove E. A randomized clinical trial of a tailored comprehensive care treatment program for temporomandibular disorders. J Orofac Pain 2002;16( 4 ):259-276.<br>顎関節症に対する総合的ケア治療プログラムのランダム化臨床試験 | 8 | 9 | 4 | 5 | 100 | 6.67 |

# TMD・咬合のための重要12キーワード（関連性の高い論文和訳）

## トムソン・ロイターが選んだベスト**20**論文

| 順位 | タイトル・和訳 | 2012年 | 2013年 | 2014年 | 2015年 | 合計引用数 | 平均引用数（1年ごと） |
|---|---|---|---|---|---|---|---|
| 引用数 **8位** | Dworkin SF, Huggins KH, Wilson L, Mancl L, Turner J, Massoth D, LeResche L, Truelove E. A randomized clinical trial using research diagnostic criteria for temporomandibular disorders-axis II to target clinic cases for a tailored self-care TMD treatment program. J Orofac Pain 2002;16( 1 ):48-63.<br>セルフケア TMD 治療プログラムを行う臨床例を対象として顎関節症Ⅱ軸診断するための研究用診断基準を用いたランダム化臨床試験 | 9 | 10 | 5 | 3 | 96 | 6.4 |
| 引用数 **9位** | Yap AU, Tan KB, Chua EK, Tan HH. Depression and somatization in patients with temporomandibular disorders. J Prosthet Dent 2002;88( 5 ):479-484.<br>顎関節症患者におけるうつ病と身体化 | 15 | 3 | 7 | 9 | 93 | 6.2 |
| 引用数 **10位** | Schiffman E, Ohrbach R, Truelove E, Look J, Anderson G, Goulet JP, List T, Svensson P, Gonzalez Y, Lobbezoo F, Michelotti A, Brooks SL, Ceusters W, Drangsholt M, Ettlin D, Gaul C, Goldberg LJ, Haythornthwaite JA, Hollender L, Jensen R, John MT, De Laat A, de Leeuw R, Maixner W, van der Meulen M, Murray GM, Nixdorf DR, Palla S, Petersson A, Pionchon P, Smith B, Visscher CM, Zakrzewska J, Dworkin SF; International RDC/TMD Consortium Network, International association for Dental Research; Orofacial Pain Special Interest Group, International Association for the Study of Pain. Diagnostic Criteria for Temporomandibular Disorders (DC/TMD) for Clinical and Research Applications: recommendations of the International RDC/TMD Consortium Network and Orofacial Pain Special Interest Group. J Oral Facial Pain Headache 2014;28( 1 ): 6 -27.<br>臨床および研究向けの TMD の診断基準（DC/TMD）：国際 RDC/TMD コンソーシアムネットワークおよび国際疼痛学会口腔顔面痛グループの推奨 | 0 | 0 | 15 | 66 | 89 | 29.67 |
| 引用数 **11位** | Schiffman EL, Ohrbach R, Truelove EL, Tai F, Anderson GC, Pan W, Gonzalez YM, John MT, Sommers E, List T, Velly AM, Kang W, Look JO. The Research Diagnostic Criteria for Temporomandibular Disorders. V: methods used to establish and validate revised Axis I diagnostic algorithms. J Orofac Pain 2010 ;24( 1 ):63-78.<br>顎関節症の研究診断基準 5 ：改訂版Ⅰ軸診断アルゴリズムの確立と認証に使用された方法 | 8 | 18 | 15 | 19 | 76 | 10.86 |
| 引用数 **12位** | Ballegaard V, Thede-Schmidt-Hansen P, Svensson P, Jensen R. Are headache and temporomandibular disorders related? A blinded study. Cephalalgia 2008;28( 8 ):832-841.<br>頭痛と顎関節症は関係するのか？ 盲検試験 | 9 | 8 | 13 | 11 | 74 | 8.33 |
| 引用数 **13位** | Rammelsberg P, LeResche L, Dworkin S, Mancl L. Longitudinal outcome of temporomandibular disorders: a 5 -year epidemiologic study of muscle disorders defined by research diagnostic criteria for temporomandibular disorders. J Orofac Pain 2003;17( 1 ): 9 -20.<br>顎関節症の長期的経過：顎関節症の研究用診断基準によって診断された筋障害の 5 年間の疫学調査 | 3 | 8 | 5 | 9 | 73 | 5.21 |
| 引用数 **14位** | John MT, Reissmann DR, Schierz O, Wassell RW. Oral health-related quality of life in patients with temporomandibular disorders. J Orofac Pain 2007;21( 1 ):46-54.<br>顎関節症患者の口腔健康関連 QOL | 9 | 8 | 8 | 12 | 70 | 7 |

122

## 12 *Research diagnostic criteria for TMD*

# トムソン・ロイターが選んだベスト**20**論文

| タイトル・和訳 | 2012年 | 2013年 | 2014年 | 2015年 | 合計引用数 | 平均引用数（1年ごと） |
|---|---|---|---|---|---|---|
| **引用数 15位** Pergamalian A, Rudy TE, Zaki HS, Greco CM. The association between wear facets, bruxism, and severity of facial pain in patients with temporomandibular disorders. J Prosthet Dent 2003 ; 90( 2 ):194-200. 顎関節症を有する患者における咬耗、ブラキシズム、顔面痛の重症度の関連性 | 7 | 5 | 7 | 6 | 70 | 5 |
| **引用数 16位** Schiffman EL, Truelove EL, Ohrbach R, Anderson GC, John MT, List T, Look JO. The Research Diagnostic Criteria for Temporomandibular Disorders. I: overview and methodology for assessment of validity. J Orofac Pain 2010;24( 1 ): 7 -24. 顎関節症の研究用診断基準1：有効性評価の概要および方法論 | 11 | 10 | 14 | 11 | 69 | 9.86 |
| **引用数 17位** Manfredini D, Chiappe G, Bosco M. Research diagnostic criteria for temporomandibular disorders (RDC/TMD) axis I diagnoses in an Italian patient population.  J Oral Rehabil 2006;33( 8 ):551-558. イタリア人患者集団における顎関節症の研究用診断基準（RDC/TMD）I軸診断 | 9 | 9 | 8 | 6 | 67 | 6.09 |
| **引用数 18位** Glaros AG, Urban D, Locke J. Headache and temporomandibular disorders: evidence for diagnostic and behavioural overlap. Cephalalgia 2007;27( 6 ):542-549. 頭痛と顎関節症：診断上と行動上の重複に対するエビデンス | 8 | 9 | 6 | 8 | 62 | 6.3 |
| **引用数 19位** Manfredini D, Guarda-Nardini L, Winocur E, Piccotti F, Ahlberg J, Lobbezoo F. Research diagnostic criteria for temporomandibular disorders: a systematic review of axis I epidemiologic findings. Oral Surg Oral Med Oral Pathol Oral Radiol Endod 2011 ;112( 4 ):453-462. 顎関節症の研究用診断基準（RDC/TMD）：I軸の疫学所見に関するシステマティックレビュー | 8 | 16 | 20 | 14 | 58 | 9.83 |
| **引用数 20位** Reissmann DR, John MT, Schierz O, Wassell RW. Functional and psychosocial impact related to specific temporomandibular disorder diagnoses. J Dent 2007;35( 8 ):643-650. 特異的顎関節症診断に関連する機能的および心理社会的インパクト | 8 | 6 | 6 | 16 | 58 | 5.8 |

# TMD・咬合のための重要12キーワード（関連性の高い論文和訳）

**引用数 1位**

# Comparing TMD diagnoses and clinical findings at Swedish and US TMD centers using research diagnostic criteria for temporomandibular disorders.

## 顎関節症の研究用診断基準を用いた、スウェーデンおよび米国の TMD センターにおける TMD 診断と臨床所見の比較

List T, Dworkin SF.

当初米国で開発された RDC／TMD のガイドラインは、翻訳され、TMD 患者を身体的な診断（I 軸）および心理学的状態（II 軸）で分類するためにスウェーデン TMD 専門クリニックで使用された。本研究の目的は、このような翻訳プロセスにより臨床的に有用な診断研究の尺度を得られたかどうかを判断し、RDC／TMD を異文化間で比較し、初期使用時の調査結果を報告することであった。RDC／TMD のスウェーデン語版を使用して得られた収集調査結果は、オリジナルの RDC／TMD を策定するために使用された臨床データの多くを提供した米国の大手 TMD 専門クリニックからの所見と比較した。100名の継続的な患者が試験に登録された。慢性関節リウマチを有する 5 名および小児や青年である13名の患者は除外された。研究に参加した残りの患者82名は、64名の女性と18名の男性であった。グループ I（筋）障害は、患者の76%に認められ、グループ II（関節円板転位）障害は顎関節の右側と左側にそれぞれ32%と39%認められた。グループ III（関節痛、関節炎、関節症）障害は、それぞれ25%に見られ、左右の関節両方では患者の32%に認められた。心理的状況の II 軸の評価は、患者の18%に重度のうつ病スコアが得られ、28%は高い非特異的な物理的症状スコアが得られたことを示した。心理社会的機能障害は、段階的な慢性疼痛スコアに基づいて、患者の13%で観察された。これらの初期の結果は、RDC のガイドラインは TMD 患者の分類を手助けし、臨床所見を多施設や異文化間で比較することができるという価値を示唆した。

（J Orofac Pain 1996;10( 3 ):240-253.）

The Research Diagnostic Criteria for Temporomandibular Disorders (RDC/TMD) guidelines, originally developed in the United States, were translated and used to classify TMD patients on physical diagnosis (Axis I) and pain-related disability and psychologic status (Axis II) in a TMD specialty clinic in Sweden. The objectives of the study were to determine if such a translation process resulted in a clinically useful diagnostic research measure and to report initial findings when the RDC/TMD was used in cross-cultural comparisons. Findings gathered using the Swedish version of the RDC/TMD were compared with findings from a major US TMD specialty clinic that provided much of the clinical data used to formulate the original RDC/TMD. One hundred consecutive patients were enrolled in the study. Five patients with rheumatoid arthritis and 13 children or adolescents were excluded. The remaining 82 patients participating in the study comprised 64 women and 18 men. Group I (muscle) disorder was found in 76% of the patients; Group II (disc displacement) disorder was found in 32% and 39% of the patients in the right and left joints, respectively; Group III (arthralgia, arthritis, arthrosis) disorder was found in 25% and 32% of the patients in the right and left joints, respectively. Axis II assessment of psychologic status showed that 18% of patients yielded severe depression scores and 28% yielded high nonspecific physical symptom scores. Psychosocial dysfunction was observed in 13% of patients based on graded chronic pain scores. These initial results suggest that the RDC guidelines are valuable in helping to classify TMD patients and allowing multicenter and cross-cultural comparison of clinical findings.

# 12 Research diagnostic criteria for TMD

## Prevalence of temporomandibular disorder subtypes, psychologic distress, and psychosocial dysfunction in Asian patients.

アジアの患者における顎関節症のサブタイプ、心理的苦痛、心理社会的機能障害の有病率

Yap AU, Dworkin SF, Chua EK, List T, Tan KB, Tan HH.

**目的**：アジアの TMD 患者の物理的な診断、心理的苦痛、および心理社会的機能障害を調査するために、RDC / TMD が使用される。RDC / TMD I 軸と II 軸の所見は、スウェーデンと米国の顎関節症患者のデータと比較された。
**方法**：191名の患者（53男性と138女性）は 2 つのシンガポールの TMD クリニックにおける試験に登録された。ほとんどが中国系の人々（83.2%）で、その平均年齢は33.6 +/- 9.3歳であった。RDC / TMD の病歴アンケートと臨床検査からのデータは、コンピュータ化された診断システムの中に、患者や臨床医によって直接入力された（NUS TMDv1.1）。I 軸と II 軸の所見は、RDC / TMD のルールエンジンに基づいて、オンラインで生成された。データは自動的統計分析のために SPSS にエクスポートされた。
**結果**：グループ I（筋）の障害は、患者の31.4%に見られた。グループ II（円板変位）障害は、左右それぞれの顎関節で患者の15.1%と、15.7%に認められた。グループ III（関節痛、関節炎、および関節症）障害は左右の関節それぞれに患者の12.6%、13.0%に認められた。心理的状況の II 軸の評価は、患者の39.8%が中程度から重度のうつ病を経験し、47.6%が中程度から重度の非特異的物理的な症状スコアを示した。心理社会的機能障害は、段階的な慢性疼痛スコアに基づいて、患者のわずか4.2%でのみ観察された。
**結論**：アジアの顎関節症患者の I 軸と II 軸の所見は、スウェーデン人とアメリカ人のコホートと一般的に類似していた。全ての 3 集団において、出産可能年齢の女性が患者の大部分であった。筋障害は、TMD のもっとも一般的なタイプであった。顎関節症患者の大部分はうつ症状を示し、中程度から重度の身体化の経験があった。

（J Orofac Pain 2003;17(1):21-28.）

AIMS:To use the Research Diagnostic Criteria for Temporomandibular Disorders (RDC/TMD) to investigate the physical diagnoses, psychologic distress, and psychosocial dysfunction in Asian TMD patients. The RDC/TMD Axis I and II findings were compared to those of Swedish and American TMD patients.
METHODS:One hundred ninety-one patients (53 male and 138 female) referred to 2 institutionalized TMD clinics in Singapore were enrolled in the study. The mean age of the predominantly Chinese population (83.2%) was 33.6 +/- 9.3 years. Data from a RDC/TMD history questionnaire and clinical examination were fed directly by patients and clinicians into a computerized diagnostic system (NUS TMDv1.1). Axis I and II findings were generated on-line, based on RDC/TMD rule engines. Data were automatically exported to SPSS for statistical analysis.
RESULTS:Group I (muscle) disorders were found in 31.4% of the patients; Group II (disc displacement) disorders were found in 15.1% and 15.7% of the patients in the left and right temporomandibular joints, respectively; and Group III (arthralgia, arthritis, and arthrosis) disorders were found in 12.6% and 13.0% of the patients in the left and right joints, respectively. Axis II assessment of psychologic status showed that 39.8% of patients experienced moderate to severe depression and 47.6% had moderate to severe nonspecific physical symptom scores. Psychosocial dysfunction was observed in only 4.2% of patients based on graded chronic pain scores.
CONCLUSION:Axis I and II findings of Asian TMD patients were generally similar to their Swedish and American cohorts. In all 3 populations, women of child-bearing age represented the majority of patients. Muscle disorders were the most prevalent type of TMD. A substantial portion of TMD patients were depressed and experienced moderate to severe somatization.

# TMD・咬合のための重要12キーワード（関連性の高い論文和訳）

# Research diagnostic criteria for temporomandibular disorders (RDC/TMD): development of image analysis criteria and examiner reliability for image analysis.

顎関節症のための研究用診断基準（RDC / TMD）：
画像解析のための画像分析基準の開発と診査機器の信頼性

Ahmad M, Hollender L, Anderson Q, Kartha K, Ohrbach R, Truelove EL, John MT, Schiffman EL.

**目的**：RDC / TMD の検証プロジェクトの一環で、総合的な顎関節の診断基準は、パノラマ X 線撮影、磁気共鳴イメージング（MRI）、及びコンピュータ断層撮影（CT）を用いた画像解析を行うために開発された。

**研究デザイン**：評価者間の信頼性はカッパ（κ）統計値を用いて評価し、評価者間の一致は正と負のパーセントの一致で評価した。コンピュータ断層撮影は、変形性関節症（OA）を検出するための他の撮像モダリティの有効性を評価するための参照基準であった。

**結果**：OA を放射線学的診断するための 3 種の診査機器の信頼性は、パノラマ X 線撮影（κ ＝ 0.16）で乏しく、MRI（κ ＝ 0.46）で適切であり、そしてすぐれた CT（κ ＝ 0.71）に近接した閾値が存在する。MRI の使用は、復位性円板転位（κ ＝0.78）と非復位性円板転位（κ ＝0.94）の診断にすぐれており、滲出液の診断（κ ＝0.64）は良好であった。それぞれ正と正、負と負の一致をみるためのパーセンテージ評価は、すべての条件で ≥82％であった。OA を診断するための正のパーセントの一致はパノラマ X 線撮影で19％、MRI で59％、および CT で84％であった。MRI を使用して、すべての円板転位の診断のための陽性率は95％であり、滲出液で81％であった。負のパーセント一致はすべての条件で ≥88％であった。CT と比較してパノラマ撮影や MRI で OA を検出するには、それぞれ乏しい限界感度とすぐれた特異性をもっていた。

**結論**：RDC / TMD の検証プロジェクトのための総合的な画像解析基準は発展し、これは確実に CT を使用しての OA の評価、および MRI を使用して円板の位置や浸出液流出の評価のために使用することができる。

（Oral Surg Oral Med Oral Pathol Oral Radiol Endod 2009;107( 6 ):844-860.）

---

OBJECTIVE:As part of the Multisite Research Diagnostic Criteria For Temporomandibular Disorders (RDC/TMD) Validation Project, comprehensive temporomandibular joint diagnostic criteria were developed for image analysis using panoramic radiography, magnetic resonance imaging (MRI), and computerized tomography (CT).
STUDY DESIGN:Interexaminer reliability was estimated using the kappa (kappa) statistic, and agreement between rater pairs was characterized by overall, positive, and negative percent agreement. Computerized tomography was the reference standard for assessing validity of other imaging modalities for detecting osteoarthritis (OA).
RESULTS:For the radiologic diagnosis of OA, reliability of the 3 examiners was poor for panoramic radiography (kappa = 0.16), fair for MRI (kappa = 0.46), and close to the threshold for excellent for CT (kappa = 0.71). Using MRI, reliability was excellent for diagnosing disc displacements (DD) with reduction (kappa = 0.78) and for DD without reduction (kappa = 0.94) and good for effusion (kappa = 0.64). Overall percent agreement for pairwise ratings was >or=82% for all conditions. Positive percent agreement for diagnosing OA was 19% for panoramic radiography, 59% for MRI, and 84% for CT. Using MRI, positive percent agreement for diagnoses of any DD was 95% and of effusion was 81%. Negative percent agreement was >or=88% for all conditions. Compared with CT, panoramic radiography and MRI had poor and marginal sensitivity, respectively, but excellent specificity in detecting OA.
CONCLUSION:Comprehensive image analysis criteria for the RDC/TMD Validation Project were developed, which can reliably be used for assessing OA using CT and for disc position and effusion using MRI.

# 12 Research diagnostic criteria for TMD

## Reliability, validity, and clinical utility of the research diagnostic criteria for Temporomandibular Disorders Axis II Scales: depression, non-specific physical symptoms, and graded chronic pain.

顎関節症のⅡ軸評価（うつ病、非特異的な身体的症状、および段階的慢性疼痛）に関する研究用診断基準について信頼性、妥当性、臨床的有用性の検討

Dworkin SF, Sherman J, Mancl L, Ohrbach R, LeResche L, Truelove E.

**目的**：研究用診断基準（RDC/TMD）のⅡ軸について信頼性と妥当性の分析、およびうつ病の臨床的有用性、非特異的な身体的症状、そして慢性的疼痛スケールを備えているかを分析する。

**方法**：ワシントン大学とバッファロー大学で行われた独立した縦断および断面疫学研究だけでなく、無作為化臨床試験から得られたデータを、記述的相関、および推論統計分析に入力し、RDC/TMDⅡ軸スケールの選択計量心理学的特性を評価した。

**結果**：両方のTMD臨床センターから入手可能なデータを分析した結果、うつ病、身体化、慢性疼痛を評価するⅡ軸には、すぐれた信頼性、妥当性、および臨床的有用性があることが示された。特に、ベックうつ評価尺度とCESDSとRDC/TMDの抑うつ尺度とのデータを比較提示した。これらのデータは、うつ病のスクリーニングツールとしてのRDC/TMDの計測と、その使用の妥当性を同時に支持した。臨床的有用性では、顎関節症患者における潜在的に注目すべきうつ症状をTMD臨床医に警告するために有効であることが実証された。他にも身体化、すなわち有害またはやっかいな非特異的身体症状を報告する傾向が上昇しており、これはTMD治療結果の悪い成果である。本分析により、RDC/TMDⅡ軸の非特異的な身体症状スケールが許容可能な信頼性を有しており、また深刻なレベルの身体化は、潜在的にⅠ軸臨床検査の解釈を混乱させることがあることが実証された。段階的な慢性疼痛スケールは、患者の心理社会的適応のレベルに合わせたTMD治療の臨床的有用性を有することが実証された。

**結論**：主要なRDC/TMDⅡ軸の計測は、TMD患者の包括的な評価と管理に適した心理学的特性を示した。

（J Orofac Pain 2002;16(3):207-220.）

---

AIMS:To analyze the reliability, validity, and clinical utility of the depression, non-specific physical symptoms, and graded chronic pain scales comprising the Research Diagnostic Criteria for Temporomandibular Disorders (RDC/TMD) Axis II.
METHODS:Data resulting from independent longitudinal and cross-sectional epidemiological studies as well as randomized clinical trials conducted at the University of Washington and the University at Buffalo were submitted to descriptive, correlational, and inferential statistical analyses to evaluate selected psychometric properties of the RDC/TMD Axis II scales.
RESULTS:Analyses of available data from both TMD clinical centers revealed good to excellent reliability, validity, and clinical utility for the Axis II measures of depression, somatization, and graded chronic pain. Specifically, data were presented comparing the RDC/TMD depression scale to the Beck Depression Inventory and the Center for Epidemiologic Studies Depression Scale; these data supported concurrent validity of the RDC/TMD measure and its use as a depression screening tool. Its clinical utility lies in its demonstrated usefulness for alerting TMD clinicians to potentially noteworthy depressive symptomatology in TMD patients. Others have shown that elevated somatization, the tendency to report non-specific physical symptoms as noxious or troublesome, is a predictor of poor TMD treatment outcome. The present analyses demonstrated that the RDC/TMD Axis II non-specific physical symptoms scale has acceptable reliability and that severe levels of somatization can potentially confound interpretation of the Axis I clinical examination. The graded chronic pain scale was demonstrated to have clinical utility for tailoring TMD treatment to levels of a patient's psychosocial adaptation.
CONCLUSION:The major RDC/TMD Axis II measures demonstrate psychometric properties suitable for comprehensive assessment and management of TMD patients.

## 臨床的な顎関節症の診断についての信頼性

　顎関節症(TMD)の診断は、TMDのサブタイプを分類するためのもっとも有用な臨床的要約として見なすことができる。TMD研究用診断基準(RDC / TMD)は、もっとも広く用いられている臨床研究を行うためのTMD診断システムである。これは18の言語に翻訳されており、45のRDC / TMDベースの国際研究者の団体で使用される。RDC / TMDにおけるTMDの徴候と症状の信頼性は十分に報告されているが、RDC / TMD診断の信頼性はない。研究の目的は、顎関節症のための研究診断基準(RDC / TMD)に含まれている標準化された方法および操作の定義を用いた臨床TMD診断の信頼性を決定することである。データは、230名の被験者とそれを評価する30の臨床試験官を含む、10の国際臨床センターで行われた信頼性評価試験から得た。クラス内の相関係数(ICC)は、信頼性を特徴づけるために割りだされた。診断の信頼性は良好に公平であった。開口制限をともなうものと、ともなわない筋筋膜痛の診断の中央値のICCは、それぞれ0.51と0.60であった。関節痛の中央値ICCは0.47で、復位をともなう関節円板転位のICCは0.61であった。復位をともなわない円板転位、関節炎、変形性関節症のRDC / TMDでの診断はICCを計算できるほど十分な数が得られなかったが、パーセント値の一致はつねに>95％であった。診断は疼痛群と非疼痛群に分類でき(ICC=0.72)、そして診断なし(ICC = 0.78)に対するすべての診断を検出するための診断分類の信頼性を向上させた。臨床における意思決定と研究では、信頼できる診断に到達することが臨床症状と治療に対する合理的アプローチを確立するうえで重要である。RDC / TMDは、臨床研究と意思決定での使用をサポートする、もっとも共通のTMD診断基準として十分に高い信頼性を実証した。

(John MT, et al. Pain 2005;118( 1 - 2 ):61-69.)

## 顎関節症に対する総合的なケア治療プログラムのランダム化臨床試験

**目的**：身体的診断名とは関係なく、顎関節症の状態への適応が乏しいTMD患者に対して応用したCBTの有用性を検討すること。

**方法**：ランダム化臨床試験はTMD専門歯科医師によって行われ、通常の保存治療群と、通常のTMD治療と併用して6セッションのCBTを実施した包括的治療群とを比較した。顎関節症の研究用診断基準(RDC/TMD)のⅡ軸での基準において、日常活動でのTMDによる疼痛関連障害のレベルが向上した患者を研究対象とし、身体的診断名(すなわちⅠ軸)を包含基準に含めなかった。

**結果**：ベースライン(治療前)測定時から4ヵ月後の治療後の評価では、包括的治療群は通常の治療群と比較して、疼痛強度の特徴が有意に低いレベルを示し、TMDによる疼痛が制御できたという患者が有意に多く、また日常活動でのTMDによる疼痛関連障害がより低い傾向を示した(P=.07)。1年後の評価では、すべての被験者の症状が改善した。包括治療により初期の治療結果が損なわれることはなかったものの、疼痛レベル、疼痛制御能力、日常活動への障害のレベルにかかわらず、通常治療群と包括的治療群とで明らかの違いが認められなかった。心理社会的に効果的に適応することを基礎としたランダム化比較試験において、心理社会的障害をもつ多くのTMD患者の疼痛と障害に対して、被験者グループのベースライン測定時点よりも同程度または高いレベルで、治療後1年の治療効果が持続していた。

**結論**：心理的・心理社会的な高度な障害を持つ患者に対して実施した、通常のTMD治療と併用した6セッションのCBTによって、疼痛に関する変数が改善したが、セッション終了後の持続的効果を得るには介入があまりにも短期間であった。治療への満足度とその有用性に対する患者の評価は、どちらの群でも高かったが、包括的治療グループの方が有意に高い結果であった。

(Dworkin SF, et al. J Orofac Pain 2002;16( 4 ):259-276.)

# Research diagnostic criteria for TMD

## 臨床および研究向けのTMDの診断基準（DC/TMD）：国際RDC/TMDコンソーシアムネットワークおよび国際疼痛学会口腔顔面痛グループの推奨

**目的**：TMD研究用診断基準（RDC/TMD）Ⅰ軸診断アルゴリズムには信頼性があることが示されてきた。しかし、妥当性検討プロジェクトによって、感度0.70以上かつ特異度0.95以上という目標を下回っていることがわかった。その結果、RDC/TMDのⅠ軸診断アルゴリズムが改訂され、もっとも頻度の高い疼痛関連TMDと関節内の障害の1つへの妥当性が示された。RDC/TMDのⅡ軸インストゥルメントについてはその信頼性と妥当性が認められた。これらの所見と改訂を受けて国際コンセンサスワークショップが2回開催され、新規Ⅰ軸診断アルゴリズムおよび新規Ⅱ軸インストゥルメントがとりまとめられた。**方法**：一連のワークショップおよびシンポジウムを通して、臨床・基礎の疼痛領域のエキスパートパネルが詳細な文献検索およびレビューを行い、正式なプロセスを経てコンセンサスを得たうえで、改訂RDC/TMDのⅠ軸診断アルゴリズムを修正した。さらに、妥当性検討プロジェクトのデータで妥当性を検討し、TMJインパクトプロジェクトで新たに収集したデータで信頼性を検討した。新規Ⅱ軸インストゥルメントには、RDC/TMDと比較して短く、版権がなく、医療現場で現在用いられているもので、妥当性のあるものを選択した。**結果**：新規に推奨されたDC/TMDのⅠ軸プロトコールには、疼痛関連TMDを検出するための妥当性のあるスクリーニングインストゥルメント、もっとも頻度の高い疼痛関連TMD（感度0.86以上、特異度0.98以上）と関節内の障害の1つ（感度0.80、特異度0.97）を鑑別するための妥当性のある診断基準が用意されている。その他の頻度の高い関節内の障害の診断基準については、臨床診断のための妥当性を欠くものの、スクリーニングとしては用いることができる。妥当性が検証された疼痛関連TMDに関するDC/TMDによる臨床評価については、診察者間の信頼性は大変良好である（一致度［κ係数］0.85以上）。最後に、頻度の高いTMDと頻度の低いTMDの両者を含む拡大TMD分類も示されている。Ⅱ軸プロトコールには、RDC/TMDから選び抜かれたスクリーニングインストゥルメントに加えて、顎機能、行動学的因子、心理社会的因子を評価するための新しいインストゥルメントが準備されている。Ⅱ軸プロトコールは自記式インストゥルメントのセットで構成されており、スクリーニング用のセットと詳細な評価のためのセットの2種類がある。スクリーニング用のインストゥルメントには41の質問があり、痛み強度、疼痛関連障害、心理的苦痛、顎機能の制限、パラファンクションを評価し、痛み部位を確認するための痛み部位の描記を用いる。詳細なインストゥルメントには81の質問があり、さらに詳細な顎機能制限と心理的苦痛のほかに、不安や併存する痛みについても評価する。**結論**：エビデンスに基づいて作成され、今回新規に推奨されるDC/TMDは、臨床と研究の両方の場面で適切に用いることができる。Ⅰ軸およびⅡ軸評価のための短く簡単なスクリーニングインストゥルメントがあり、さらに、これを補足・補強するためにより詳細なインストゥルメントも用意されている。これらの妥当性が検証されたインストゥルメントを用いることで、単純な状態から複雑な状態までの広い範囲のTMD患者の評価が可能である。

(Schiffman E, et al. J Oral Facial Pain Headache 2014;28(1):6-27.)

## 顎関節症の研究用診断基準（RDC/TMD）：Ⅰ軸の疫学所見に関するシステマティックレビュー

**目的**：本研究の目的は、患者と一般集団における顎関節症の研究診断基準1.0版のⅠ軸診断の有病率に関連する文献について、要約とシステマティックレビューを行うことである。
**研究デザイン**：メタ分析と考察するために、関連するそれぞれの文献ごとに次のデータと情報を記録した：サンプルサイズ、人口統計学的特徴（平均年齢、男女比）、各診断名での有病率、左右の顎関節の診断名とその有病率、可能であれば性別ごとの診断名での有病率、可能であれば複数の診断名の組み合わせでの有病率、可能であれば顎関節症TMDの有病率（一般集団研究に限定）。
**結果**：21 (n=21) 論文 (15論文は顎関節症患者集団、6論文は一般集団) にレビューが含まれた。TMD患者の被験者総数は3,463名（平均年齢30.2-39.4歳、女性男性比率3.3）で、筋障害の診断であるグループⅠが全体の45.3%、円板転位のグループⅡが41.1%、関節疾患のグループⅢが30.1%であった（重複診断を含む）。一般集団研究の被験者総数は2,491名で、グループⅠが全体の9.7%、グループⅡaが11.4%、グループⅢaが2.6%であった。
**結論**：有病率は研究間で異なっていた。開口制限のある、または開口制限のない口腔顔面痛は、顎関節症患者集団でもっとも共通した診断名であり、復位性関節円板前方転位は一般集団でもっとも一般的な診断名であった。

(Manfredini D, et al. Oral Surg Oral Med Oral Pathol Oral Radiol Endod 2011;112(4):453-462.)

# 講演や雑誌でよく見る、TMD・咬合の分類および文献

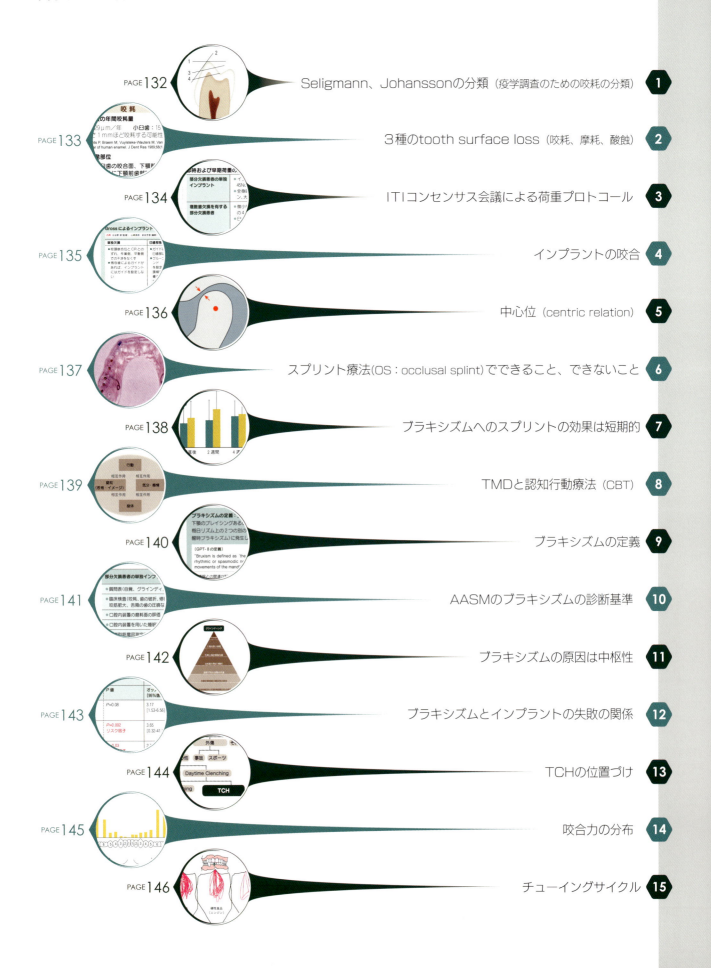

- PAGE 132 — Seligmann、Johanssonの分類（疫学調査のための咬耗の分類） 1
- PAGE 133 — 3種のtooth surface loss（咬耗、摩耗、酸蝕） 2
- PAGE 134 — ITIコンセンサス会議による荷重プロトコール 3
- PAGE 135 — インプラントの咬合 4
- PAGE 136 — 中心位（centric relation） 5
- PAGE 137 — スプリント療法(OS：occlusal splint)でできること、できないこと 6
- PAGE 138 — ブラキシズムへのスプリントの効果は短期的 7
- PAGE 139 — TMDと認知行動療法（CBT） 8
- PAGE 140 — ブラキシズムの定義 9
- PAGE 141 — AASMのブラキシズムの診断基準 10
- PAGE 142 — ブラキシズムの原因は中枢性 11
- PAGE 143 — ブラキシズムとインプラントの失敗の関係 12
- PAGE 144 — TCHの位置づけ 13
- PAGE 145 — 咬合力の分布 14
- PAGE 146 — チューイングサイクル 15

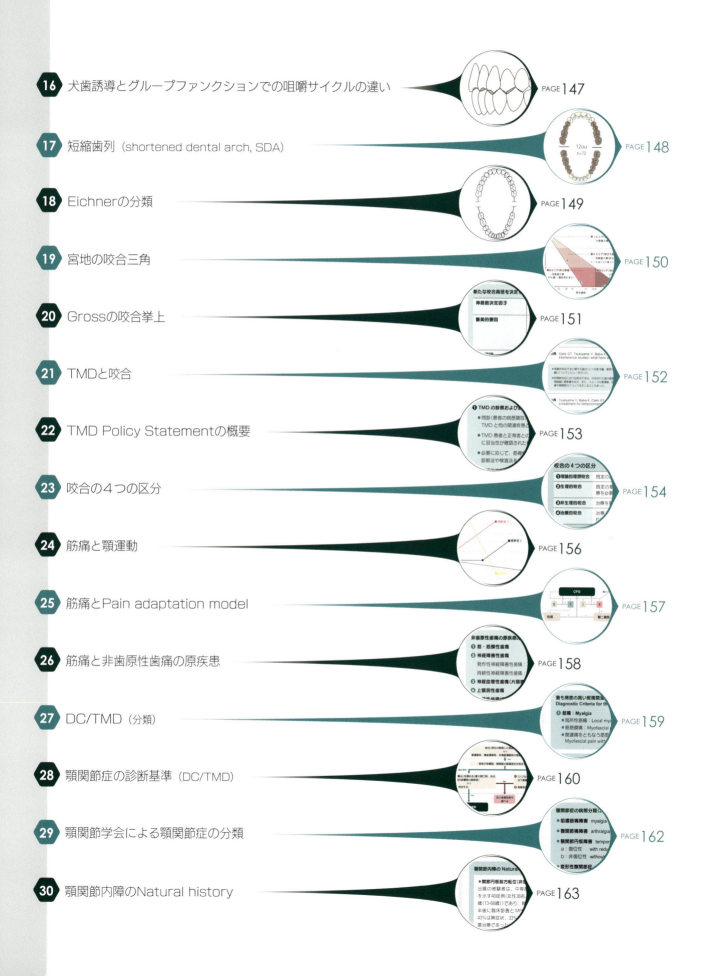

| 16 | 犬歯誘導とグループファンクションでの咀嚼サイクルの違い | PAGE 147 |
| 17 | 短縮歯列 (shortened dental arch, SDA) | PAGE 148 |
| 18 | Eichnerの分類 | PAGE 149 |
| 19 | 宮地の咬合三角 | PAGE 150 |
| 20 | Grossの咬合挙上 | PAGE 151 |
| 21 | TMDと咬合 | PAGE 152 |
| 22 | TMD Policy Statementの概要 | PAGE 153 |
| 23 | 咬合の4つの区分 | PAGE 154 |
| 24 | 筋痛と顎運動 | PAGE 156 |
| 25 | 筋痛とPain adaptation model | PAGE 157 |
| 26 | 筋痛と非歯原性歯痛の原疾患 | PAGE 158 |
| 27 | DC/TMD (分類) | PAGE 159 |
| 28 | 顎関節症の診断基準 (DC/TMD) | PAGE 160 |
| 29 | 顎関節学会による顎関節症の分類 | PAGE 162 |
| 30 | 顎関節内障のNatural history | PAGE 163 |

# 講演や雑誌でよく見る、TMD・咬合の分類および文献

## Dental attrition

## 1 Seligmann、Johanssonの分類（疫学調査のための咬耗の分類）

出典 Koyano K, Tsukiyama Y, Ichiki R, Kuwata T. Assessment of bruxism in the clinic. J Oral Rehabil 2008;35(7):495-508. doi:10.1111/j.1365-2842.2008.01880.x.

### Seligmanの分類

出典 Seligman DA, Pullinger AG, Solberg WK. The prevalence of dental attrition and its association with factors of age, gender, occlusion, and TMJ symptomatology. J Dent Res 1988;67(10):1323-1333.

各歯を5点で評価、各個人の咬耗を量的および質的に評価することが可能である。

- 0：咬耗がない
- 1：咬頭頂または切端頂のわずかな咬耗
- 2：咬耗が歯冠外形の傾斜面と平行
- 3：咬頭または切端の著しい平坦化
- 4：歯冠外形の傾斜面の消失と象牙質露出の確認

ファセット（咬耗面）は7つの領域に分けて評価する。

- 切歯
- 左側犬歯
- 右側犬歯
- 左側の小臼歯と大臼歯のAコンタクトとCコンタクト（側方方向）
- 右側の小臼歯と大臼歯のAコンタクトとCコンタクト（側方方向）
- 左側の小臼歯と大臼歯のBコンタクト（前方方向）
- 右側の小臼歯と大臼歯のBコンタクト（前方方向）

7つの領域それぞれの最も高い数値を記録する。

- 前歯の最大値：（前歯1＋犬歯2）×咬耗面1ヵ所×最咬耗指数4＝12
- 臼歯の側方方向の最大値：（小臼歯2＋大臼歯2）×咬耗面2ヵ所×最咬耗指数4＝32
- 臼歯の前方方向の最大値：（小臼歯2＋大臼歯2）×咬耗面1ヵ所×最咬耗指数4＝16

合計60点が最高値となる。

### Johanssonの分類

出典 Johansson A, Haraldson T, Omar R, Kiliaridis S, Carlsson GE. A system for assessing the severity and progression of occlusal tooth wear. J Oral Rehabil 1993;20(2):125-131.

研究用模型を評価することで、それぞれの歯の咬耗量と咬耗の経時的変化を評価できる方法。切歯と臼歯のそれぞれの咬耗量を5ポイントで評価する。

- 0：エナメル質にファセットが見られず、咬合面／切縁形態が完全な形状
- 1：エナメル質にファセットが見られ、咬合面／切縁形態に変化
- 2：咬耗が象牙質に達し、象牙質が咬合面／切縁に露出または歯表面に近接
- 3：過度の象牙質の咬耗がみられ、象牙質が咬合面／切縁に露出または歯表面に$2mm^2$以上露出。咬合面／切縁形態が部分的または完全に消失し、歯冠長の減少が見られる
- 4：二次象牙質の咬耗（エックス線写真などで確認）

それぞれの歯の咬耗量の進行を4ポイントで評価する。

- 0：前回記録した範囲に明らかな変化がみられない
- 1：咬耗面の増加などの明らかな変化がみられる。1回目の評価と比較して咬合面／切縁の形状が変化。ただし、歯冠長の減少がなくてもよい
- 2：1mm以下の歯冠長の減少がみられる
- 3：1mm以上の歯冠長の減少がみられる

**解説者コメント**：咬耗を評価するための方法がいくつか報告されている。しかし測定法の臨床的妥当性を検証したものは少ない。また、ブラキシズムの強さに関連して咬耗からブラキシズムの強さを測定する咬耗分類は存在しない。

# 講演や雑誌でよく見る、TMD・咬合の分類および文献

Dental attrition

## 2 3種の tooth surface loss
### （咬耗、摩耗、酸蝕）

出典　Barbour ME, Rees GD. The role of erosion, abrasion and attrition in tooth wear. J Clin Dent 2006;17(4):88-93.
Bartlett DW, Shah P. A critical review of non-carious cervical (wear) lesions and the role of abfraction, erosion, and abrasion. J Dent Res 2006;85(4):306-312.

### 咬耗（Attrition）：咬合によるエナメル質および象牙質のすり減り（生理的咬耗：日常の咀嚼によるもの、病的咬耗：歯ぎしりや不正咬合）

出典　日本補綴歯科学会（編）．歯科補綴学専門用語集第4版．東京：日本補綴歯科学会，2015

上下顎歯の咬合接触により生じるエナメル質や象牙質の摩耗。咀嚼機能による歯面の咬耗は、加齢変化として生理的にもみられるが、進行速度が速く、象牙質の広範な露出や歯冠長の短縮および咬合高径の低下を招くような高度なものを咬耗症という。個人識別や年齢推定、ブラキシズムや顎関節症などの診断の手がかりとなる。

### 摩耗（Abrasion）：歯と歯の接触以外の因子により物理的にすり減る現象

摩耗等の異常な機械的作用により生じた表在性の歯質摩滅。不適当なブラッシングによる歯頸部根面のくさび状あるいは溝状の摩耗症、職業的あるいは習慣的原因による切縁、咬合面の摩耗症、およびクラスプによるエナメル質の摩耗などがある。

### 酸蝕（Erosion）：科学的な原因により歯が溶解すること

摂食障害による嘔吐や胃食道逆流症（GERD）など医科疾患と関連する場合や、pH が低い飲食物（コーラ、ワイン、スポーツドリンク、オレンジジュースなど）による酸蝕がみられる。酸蝕の場合、上下顎の歯面が咬み合わないことや、周囲歯質の溶解によりインレーなどの修復物が島状に取り残されることがある。

### 咬耗、摩耗、酸蝕の相互作用

出典　Addy M, Shellis RP. Interaction between attrition,abrasion and erosion in tooth wear. Monogr Oral Sci. 2006;20:17-31.

歯面が酸蝕されると摩耗に影響を与える可能性があるが、研究が不十分であることを示唆している。

---

**咬耗**

● エナメル質の年間咬耗量
　大臼歯：29μm／年　　小臼歯：15μm／年
　→ 30年で1mmほど咬耗する可能性

出典　Lambrechts P, Braem M, Vuylsteke-Wauters M, Vanherle G. Quantitative in vivo wear of human enamel. J Dent Res 1989;68(12):1752-1754.

● 咬耗の好発部位
　小臼歯・大臼歯の咬合面、下顎前歯部切端
　60～80歳の54％に下顎前歯部咬耗

出典　Johansson A. A cross-cultural study of occlusal tooth wear. Swed Dent J Suppl 1992;86: 1-59.

**摩耗**

● オーストラリア先住民に見られる歯の摩耗（粗食）
　臼歯部で1年間で30～40μm

出典　Lambrechts P, Braem M, Vuylsteke-Wauters M, Vanherle G. Quantitative in vivo wear of human enamel.J Dent Res 1989;68(12):1752-1754.
Willems G, Lambrechts P, Lesaffre E, Braem M, Vanherle G. Three-year follow-up of five posterior composites: SEM study of differential wear. J Dent 1993;21(2):79-86.

**酸蝕**

● 酸蝕の発生　26～30歳：35％　46～50歳：40％
● 脱灰の開始　エナメル質：pH5.5
　　　　　　　象牙質：pH6.4～6.7

出典　Lussi A. Validity of diagnostic and treatment decisions of fissure caries. Caries Res 1991;25(4):296-303.

---

**解説者コメント**：歯面から、咬耗、摩耗、酸蝕を区別することは困難であり、また単に咬耗だけからブラキシズムを評価することも難しい。一方、くさび状欠損に対して、アブフラクションによるものとする考えがあるが、これについても力以外の要因が複雑に関係している。

# 講演や雑誌でよく見る、TMD・咬合の分類および文献

Implant occlusion

## 3 ITIコンセンサス会議による荷重プロトコール

**出典** Gallucci GO, Benic GI, Eckert SE, Papaspyridakos P, Schimmel M, Schrott A. Weber HP(著). 黒嶋伸一郎，澤瀬 隆(訳). インプラントの荷重プロトコールについての合意声明および臨床的推奨事項. IN: 第5回ITIコンセンサス会議議事録 文献レビューから得た現代インプラント治療指針とインプラント周囲炎の予防・管理. 東京：クインテッセンス出版，2015;308-312.

**一般的な声明：**
**荷重プロトコールについて一般的な臨床的推奨事項**
通常荷重プロトコールはすべての臨床状況において予知性の高い治療方法であり、乏しいインプラントの初期固定性、埋入と同時の大規模な骨造成、寸法の小さなインプラントの使用、ならびに患者の好ましくない状態といった治療の修飾因子が存在する場合には、特に通常荷重が推奨される。

### 即時および早期荷重の必要条件

| | | |
|---|---|---|
| **部分欠損患者の単独インプラント** | ● インプラントの初期固定性(埋入トルク20〜45Ncm、ISQ値60〜65)<br>● 全身的・局所的禁忌症がない(パラファンクション、大きな骨欠損、上顎洞底挙上術の必要性など) | ● 臨床的利益がリスクを上回る場合<br>● 審美部位は経験豊富な臨床家により行われるべき<br>● 上顎大臼歯部は推奨されない |
| **複数歯欠損を有する部分欠損患者** | ● 微小構造のあるスクリュータイプインプラントの4〜8週後の早期荷重は予知性あり<br>● 臼歯部の複数歯欠損への即時荷重は予知性が高いようだが、臨床的利益は限定される | ● 前歯部の複数歯欠損への即時荷重はエビデンス不十分<br>● 即時荷重時の考慮事項：初期固定性、大規模な骨増生、インプラントデザインと大きさ、咬合因子、習癖、全身疾患、臨床家の経験値 |
| **無歯顎患者の固定性補綴装置** | ● 一体型固定性暫間補綴装置を用いた即時荷重の予知性は高い<br>● 埋入トルク>30Ncm、ISQ値>60、長さ10mm以上の包含基準<br>● インプラント本数：下顎2〜10本、上顎4〜12本<br>● ITIのSAC分類でcomplex：慎重な患者選択、治療計画立案、臨床家の適切な知識・技術・経験が必要 | ● 上下顎ともに推奨<br>● インプラントの本数、サイズ、配置は補綴学的計画、歯列形態、骨量などにより決定<br>● インプラントの初期固定測定が必要<br>● 埋入と同時の骨増生、上顎洞底挙上術が必要な場合は即時荷重の相対的禁忌症 |
| **無歯顎患者のインプラント支持型オーバーデンチャー(1年後の残存率について)** | ● 直径3mm以上で高い残存率だが、上顎即時荷重はエビデンス不足<br>● 埋入トルク>30Ncm、ISQ値>60、下顎>2本、上顎>4本 | ● 即時荷重が可能か術前予測のための判断材料は未確定<br>● 早期荷重は修飾因子がなければ推奨される<br>● 1本での即時荷重は推奨されない |

**解説者コメント：**インプラントにいつ荷重をかけるかという問題は、種々のシステマティックレビューやコンセンサス会議などで科学的に検証され、議論されてきた。荷重プロトコールを検討するために即時荷重、早期荷重など荷重の時期による用語の定義が行われ、補綴装置の種類に分けて荷重プロトコールが検証された。第5回ITIコンセンサス会議では、即時荷重が早期荷重および通常荷重と同等の結果を示すかどうかが評価され、インプラントの荷重プロトコールについての合意声明と臨床的推奨事項がまとめられた。現時点での科学的検証結果であり、今後も継続したエビデンスの蓄積が望まれる。

# 講演や雑誌でよく見る、TMD・咬合の分類および文献

Implant occlusion

 ## 4 インプラントの咬合

> **出典** Gross M(著), 古谷野 潔(監訳). 咬合のサイエンスとアート The Science and Art of Occlusion and Oral Rehabilitation. 東京：クインテッセンス出版，2016；255.

出典では、40ページにわたってインプラントの咬合を解説しているが、インプラントの埋入位置、長さ、直径、角度、本数などや上部構造の形態やガイドなどの咬合を含めて、補綴様式(単独欠損、臼歯部部分欠損、前歯部部分欠損、無歯顎)ごとにまとめられている。

### Grossによるインプラント咬合の考え方

> **出典** 古谷野 潔(監修), 山崎長郎, 前田芳信(編著). 別冊 ザ・クインテッセンス 咬合 YEAR BOOK 2016 咬合は変わったか. 東京：クインテッセンス出版，2015.

| 単独欠損 | 臼歯部部分欠損 | 前歯部部分欠損 | 無歯顎 |
|---|---|---|---|
| ● 咬頭嵌合位と中心位（CR）とのずれ、作業側、平衡側での干渉をなくす<br>● 残存歯によるガイドがあれば、インプラントにはガイドを設定しない | ● ガイドは残存歯に求め、臼歯部は離解させる<br>● グループ・ファンクションド・オクルージョンを設定した場合には咬頭傾斜を緩やかにし、骨支持が最大となる部位に設定する<br>● ブラキシズムなどが予想される場合にはナイトガードの使用を勧める | ● 作用する側方力を軽減させるように与えるオーバージェット、オーバーバイトは顎間関係ならびにリップサポートを考慮したうえで可能な限り小さくする<br>● 咬頭嵌合位での接触を与える場合は臼歯部と同期させる<br>● ガイドを与える場合は生体力学的有利な部位にとどめる<br>● Angle Ⅱ級、Ⅲ級においては前方運動の際の接触をそれぞれに考慮する | ● 固定性の上部構造では上下顎の被蓋は小さく、咬頭展開角を大きくする<br>● ガイドを付与する場合にもガイドは緩くする |

### 日本補綴歯科学会・日本口腔インプラント学会共催シンポジウムにおける提言

> **出典** 武田孝之, 前田芳信, 松下恭之, 永田省蔵, 中村公雄, 細川隆司. インプラントの咬合：分かっていること、いないこと. 補綴誌 2007;51( 2 ):16.

天然歯と同じような咬合の考え方でインプラント補綴を考える際の基本事項をまとめてある。

❶ インプラント補綴の前に歯列の健全化を図るべきである
❷ 従来の補綴の基本(特に適合)をきっちりと固めるべきである
❸ インプラントと天然歯の咬合は差をつけて考える必要はなく、むしろ全顎的なバランスを考えた咬合接触を与えるべきである
❹ つねに過大な咬合力が生じる可能性を考えて診断・設計する必要がある
❺ インプラントに対合する天然歯に注意すべきである
❻ 最後方の咬合歯に大きな負荷がかかることに注意すべきである
❼ インプラント補綴時にはプロビジョナルレストレーションを用い、咬合の適切さ、パラファンクションを確認すべきである
❽ パラファンクションに対応するには、ナイトガードの使用と咬合面材料の選択に配慮すべきである
❾ メインテナンス時にも咬合のチェックは必須である
❿ 経年的変化がどこに出るかをよく観察する必要がある（摩耗・疲労）

> **解説者コメント**：さまざまな論文や書籍、診療ガイドラインにおけるインプラントの咬合は、インプラントを含めた全顎的な補綴設計と治療後のメインテナンスなどが含まれ、単に咬合やその形態などのオクルーザルスキームだけではないことが記述されている。

# 講演や雑誌でよく見る、TMD・咬合の分類および文献

Centric relation

## 5 中心位 (centric relation)

**出典** Academy of Denture Prosthetics. The glossary of prosthodontics terms, 8th ed. J Prosthet Dent 2005;94(1):10-92.

Journal of Proshtetic Dentistry が7年に一度改訂・発行する米国歯科補綴用語集 (Grossary of Prosthodontic Terms: GPT) の最新版第8版 (GPT-8 [2005]) での中心位の定義は唯一のものがなく、下記のように7つの定義が併記されている。

❶ 下顎頭が下顎窩内で関節円板の最も薄く血管のない部分に対合し、関節結節の斜面と向き合う前上方の位置 (GPT-5)

❷ 上顎に対して下顎が最後方位をとり、そこから側方運動が可能で、かつ終末蝶番運動軸を中心としてある程度上下顎が離開することが可能な位置 (GPT-3)

❸ 下顎頭が下顎窩内で緊張のない最後方位をとり、そこから無理なく下顎側方運動が行える顎位 (GPT-1)

❹ 一定の垂直的位置関係において側方運動が可能な上顎に対する下顎の最後方位

❺ 下顎頭と関節円板が最中央で最上方にあるときの上下顎の関係

❻ 下顎頭が下顎窩内で最上方で最後方位にあるときの顎位

❼ 下顎頭を前最上方に位置させて臨床的に決定される下顎位

### 中心位の定義 (下顎関節窩内の下顎頭の位置) の変遷

**出典** 古谷野 潔 (監著), 山崎長郎, 前田芳信 (編). 別冊ザ・クインテッセンス 咬合 YEAR BOOK 2016 咬合は変わったか. 東京: クインテッセンス出版, 2015.

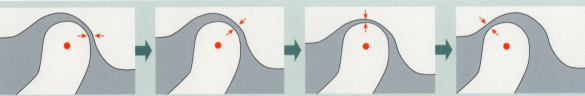

**A 最後退位**：上顎に対する下顎の最後方位をとり、なおかつ下顎側方運動が可能な位置 (このとき、蝶番軸を中心とした純粋な回転運動が行われ、再現性が高いと考えられた)。

**B 後上方位**：下顎頭が下顎窩内で後上方位にある位置 (下顎頭を後方に押さえただけでは下顎窩内で安定した位置に固定できないとされた)。

**C 最上方位**：下顎頭が下顎窩内の中央で最上方にある位置。

**D 前上方位**：下顎頭が下顎窩内で関節円板のもっとも薄い部分と対合し、関節結節の斜面と向き合う前上方の位置。

**解説者コメント**：ナソロジー学派を設立した McCollum は、「下顎頭は下顎窩内において最後退位にある」と中心位を定義したが、上図にみられるように、下顎頭の下顎窩内の位置は後上方位、最上方位、そして前上方位へと、下顎窩内で移動している。その後、中心位という用語を1つの定義に集約することができなかったため、GPT-6 (1994) からは歴史上の7つの定義が併記されることとなった。

# 講演や雑誌でよく見る、TMD・咬合の分類および文献

TMD and Occlusal splint

## 6 スプリント療法（OS:occlusal splint）でできること、できないこと

出典 Klasser GD, Greene CS, Lavigne GJ. Oral appliances and the management of sleep bruxism in adults: a century of clinical applications and search for mechanisms. Int J Prosthodont 2010;23(5):453-462.

### 睡眠時ブラキシズム（SB）患者へのスプリント（OS）の使用と限界

| OSができること ◎ | OSができないこと ✕ |
|---|---|
| ● SBによる歯への荷重強度を減少させることで、顎関節への負荷を減少させる | ● 下顎頭を牽引することで、顎関節への負荷をなくす |
| ● 患者によっては、咬合面に「異物」を挿入することによって、短期的に筋活動を抑制する | ● OSを外した後も、筋活動を抑制する |
| ● 頭痛の軽減（もしSBが誘引となった筋痛または関節痛がその頭痛のトリガーとなっている場合） | ● 頭痛の軽減（神経血管性または血管性頭痛の場合） |
| ● 睡眠時の筋活動と関連した顎関節内障症状（覚醒時のロッキング）の改善 | ● 転位した円板の復位、円板後部組織の治癒促進、復位のある円板転位から復位のない円板転位への進行の予防 |
| ● 歯や修復物の咬合面の、SBの力からの保護 | ● SB活動の永久的な減弱または除去 |

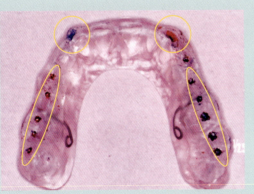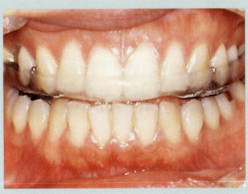

上顎スタビライゼーション型スプリント。咬合紙の点状印記（左側は青、右側は赤）は咬頭嵌合位で、下顎の機能咬頭が均等に接触するよう調整されている。犬歯部の線状印記（左側は赤、右側は青）は前方運動および側方運動時のもので、犬歯誘導となっている。スプリント装着による窮屈感を回避するため、ボールクラスプなどにより維持を求めている。

**解説者コメント**：過去にはOS（occlusal splint）による治療メカニズムが種々論じられていたが、研究によりOSのできること、できないことが整理された。このため、患者に使用する際には、OSへ過度の期待をもたせないような説明と指導を行う必要がある。

# 講演や雑誌でよく見る、TMD・咬合の分類および文献

TMD and Occlusal splint

## 7 ブラキシズムへのスプリントの効果は短期的

**出典** Harada T, Ichiki R, Tsukiyama Y, Koyano K. The effect of oral splint devices on sleep bruxism: a 6-week observation with an ambulatory electromyographic recording device. J Oral Rehabil 2006;33(7):482-488.

### 2つのスプリントの筋活動測定スケジュール

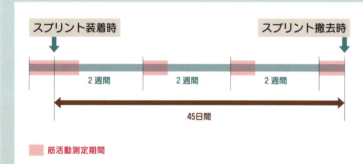

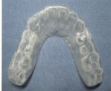
スタビライゼーションスプリント

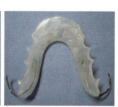
パラタルスプリント

### 筋活動測定の結果

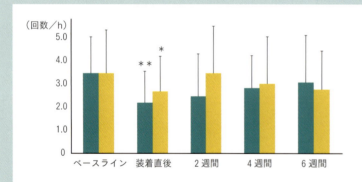

*$P<0.05$, **$P<0.01$ (versus baseline, Dunnett); error bar: 1 s.d.; N=16
One-way repeated-measures ANOVA; Dunnett: *$P<0.05$, **$P<0.01$; N=16

SB患者16名にスタビライゼーションスプリントとパラタルスプリントの2種類をそれぞれ6週間装着させた結果、どちらの形態のスプリントにおいてもSB筋活動（携帯型筋電計による測定）の抑制効果が短期的にみられたが、その効果は持続しなかった。この研究から、SBへのスプリントの効果は短期的であることが実証され、スプリントの装着による口腔内環境の変化がSB筋活動を減少したのではないかと示唆された。

**解説者コメント**：現在、SBに対するスプリントの効果に関連した同じような研究やコクランレビュー（Cochrane Review）においても、スプリントの形状にかかわらず、SB筋活動が減少すること、その効果は短期的であることが共通した認識となっている。

## 講演や雑誌でよく見る、TMD・咬合の分類および文献

**TMD and CBT**

# 8 TMDと認知行動療法(CBT)

**出典** 伊藤絵美．認知療法・認知行動療法カウンセリング初級ワークショップ－CBTカウンセリング，東京：星和書店，2005．

認知行動療法(cognitive behavioral thorapy：CBT)の基本モデルとは、個人と環境がどのように相互作用しているか、対象者の社会的な相互作用はどうなっているかを把握することである。すなわち、認知、行動、気分・感情、身体的反応の4領域と、その4領域どうしの相互作用を見たうえで、個人間あるいは社会的な相互作用(個人間相互作用・社会的相互作用)と、個人の中に起きている個人内相互作用を見ていくものである。TMDでは、慢性疼痛患者へのCBTを実施した研究が多い。基本モデルは8ヵ月間、咬筋に疼痛のある患者例だが、認知では「あの歯を削ったせいだ」「家族がわかってくれない」という考えがあり、行動パターンでは「歯を食いしばる」ことなどが挙げられる。これらの個人内の状況に対して、「家事ができない」「家族からの叱責」という環境との相互作用により悪循環が生じる。CBTでは、基本モデルを患者が理解し、そのうえで、問題状況に対する解決法をイメージし、具体的な行動計画を立てて、実行、検証するというCBTの問題解決法の手順に従う。

### 認知行動療法(CBT)の基本モデルと階層的認知例

● 階層的認知の基本モデル

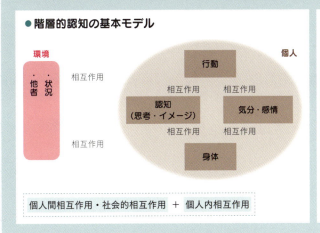

● 基本モデルの例

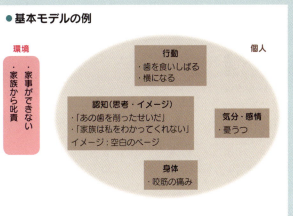

**解説者コメント**：CBTは行動療法と認知療法の総称であり、病気予防や健康の維持増進のために、不適切な行動を望ましいものに改善する治療法のことを指す。CBTはうつ病、パニック障害、強迫性障害、不眠症、薬物依存症、摂食障害、統合失調症などにおいて、科学的根拠に基づく有効性が報告され、歯科では、歯列接触癖や顎関節症の治療などに応用されている。顎関節症に対する認知行動療法は効果があるという論文と効果なしという論文(Liu HXら 2011)が出されており、一定の結論は出ていないが、今後のRCT研究などが期待されている。

**出典** Liu HX, Liang QJ, Xiao P, Jiao HX, Gao Y, Ahmetjiang A. The effectiveness of cognitive-behavioural therapy for temporomandibular disorders: a systematic review. J Oral Rehabil 2012;39(1):55-62. doi: 10.1111/j.1365-2842.2011.02239.x. Epub 2011 Aug 9.

# 講演や雑誌でよく見る、TMD・咬合の分類および文献

**TMD and Bruxism**

## 9 ブラキシズムの定義

**出典** Lobbezoo F, Ahlberg J, Glaros AG, Kato T, Koyano K, Lavigne GJ, de Leeuw R, Manfredini D, Svensson P, Winocur E. Bruxism defined and graded: an international consensus. J Oral Rehabil 2013;40( 1 ): 2 -4. doi: 10.1111/joor.12011. Epub 2012 Nov 4.

**ブラキシズムの定義：**ブラキシズムは、歯のグライディングあるいはクレンチング、および／あるいは、下顎のブレイシングあるいはスラスティングを特徴とした反復性の顎筋の活動である。ブラキシズムは、概日リズム上の 2 つの別のタイプがある。すなわち、睡眠時（睡眠時ブラキシズム）あるいは 覚醒時（覚醒時ブラキシズム）に発生しうる。

〔GPT- 8 の定義〕

"Bruxism is defined as 'the <u>parafunctional</u> grinding of teeth', and as 'an <u>oral habit</u> consisting of involuntary rhythmic or spasmodic nonfunctional gnashing, grinding or clenching of the teeth, in other than chewing movements of the mandible, which may lead to occlusal trauma.'"（米国歯科補綴用語集第 8 版：GPT- 8 、2005年）

- 睡眠との関連が記載されていない
- parafunctional：ブラキシズムには、はたして重要な生理機能はないのだろうか？
- oral habit：「口腔習癖」という言葉は、ヒトの意識の影響を受ける状態を意味しているが、睡眠中に意識して、ブラキシズムに影響を与えられるだろうか？
- 歯の接触に重点が置かれている
- 多くの考えられる結果の中のたったひとつの結果 (occlusal trauma) に着目している

- 以下の用語を使用している
  - rhythmic： ブラキシズムをするときにはいつも同じ間隔で活動が繰り返されるのか？
  - spasmodic：ブラキシズムはスパズムの形をとるのか？
  - gnashing： この用語はグラインディングと同じ意味ではないのか？

〔ICSD- 2 の定義〕

「sleep bruxism(SB)は、睡眠関連運動障害のひとつに分類されている。SB は、睡眠中のグラインディングあるいはクレンチングを特徴とし、通常は睡眠覚醒反応をともなう」（睡眠障害国際分類第 2 版：ICSD- 2 、2005年）

- SB のみに限定している
- 通常は睡眠覚醒反応をともなうと記述されているが、SB と関連する現象は、他にいくつも報告されている
- SB を 睡眠と関連した運動障害としている
- 「運動障害」という言葉は、異常な機能を意味するため、健康なヒトに用いるのは避けるべきである

〔OFPG- 4 の定義〕

「ブラキシズムは、クレンチング、ブレイシング、ナッシングおよびグラインディングを含む、昼間あるいは夜間の異常機能活動である」（口腔顔面痛ガイドライン第 4 版：OFPG- 4 、2008年）

- ナッシング (gnashing)：この用語はグラインディングと同じ意味ではないのか？
- パラファンクション (parafunctional ＝異常機能)：ブラキシズムが重要な生理機能をもっていないと言い切れるのか？
- 「昼間」と「夜間」という用語を使用している➡「睡眠」と「覚醒」を使用すべきである（昼間に眠る人もいるし、夜間に起きている人もいる）

**解説者コメント：**ブラキシズム研究に携わる共著者が議論を重ね、今日用いられている一般的なブラキシズムの定義である GPT- 8 、ICSD- 2 、OFPG- 4 を検分し、ブラキシズムのもっとも新しい定義が公表された。OFPG- 5 では、この定義が採用され、国際的なブラキシズムの定義となっている。

## 講演や雑誌でよく見る、TMD・咬合の分類および文献

TMD and Bruxism

# 10 AASMのブラキシズムの 診断基準

**出典** American Academy of Sleep Medicine. International classification of sleep disorders 3rd ed. Darien : American Academy of Sleep Medicine, 2014.

下記の **A** と **B** により診断する。

**A** いつもまたはときどき、睡眠中に歯ぎしり音を認める

**B** 以下のうち1つ以上の臨床症状を認める

1. 睡眠中の歯ぎしりの自覚と異常な歯の咬耗
2. 睡眠中の歯ぎしりの自覚と一致する一時的な時の咀嚼筋の疼痛や疲労感、または／もしくは側頭部の頭痛、または／もしくは起床時の下顎のひっかかり

注：ポリソムノグラフィー（睡眠検査室）での診断は必要ではないが、米国睡眠医学会（AASM）の睡眠関連検査測定マニュアルの最新版によると、理想的にはオーディオビデオおよび咬筋筋活動を測定することで睡眠時ブラキシズムの診断の信頼性が向上する。

### 睡眠時ブラキシズム（SB）の評価方法

**出典** 古谷野 潔，築山能大（訳）．睡眠時ブラキシズム（SB）診断への臨床的アプローチ．IN：Gilles JL，Peter AC，Michael TS（編）．古谷野 潔（監訳），歯科医師のための睡眠医学その実践的概要．東京：クインテッセンス出版，2010;109-116.

| 部分欠損患者の単独インプラント | チェアサイドで可能か |
|---|---|
| ● 質問表（自覚、グラインディング音の有無） | ◎ |
| ● 臨床検査（咬耗、歯の破折、修復物の破損、咀嚼筋痛、咬筋肥大、頬舌の歯の圧痕など） | ◎ |
| ● 口腔内装置の摩耗面の評価 | ○ |
| ● 口腔内装置を用いた睡眠時咬合力測定 | × |
| ● 携帯型筋電図測定装置 | × |
| ● 小型筋電図測定・解析装置（バイトストリップなど） | ○ |
| ● ポリソムノグラフィー（PSG：睡眠検査室） | × |

◎：チェアサイドで可能
○：装置が必要（2日以上来院）
×：特殊な装置・設備が必要

**解説者コメント：**睡眠時ブラキシズムの評価方法には、チェアサイドで可能な質問表や臨床検査などや口腔内装置や筋電図測定装置などがある。米国睡眠医学会（AASM）によるブラキシズム診断基準（2014年第3版）は、妥当性が検討された臨床的に有用なものであり、チェアサイドで簡便に診断が可能である。この診断基準は、問診と臨床検査で得られる指標で構成され、睡眠時ブラキシズム患者を実用的に評価することができ、国際的に認定されている基準である。
ただし、より厳密にブラキシズムを診断するのであれば、睡眠検査室での筋電図検査などが必要である。

講演や雑誌でよく見る、TMD・咬合の分類および文献

TMD and Bruxism

## 11 ブラキシズムの原因は中枢性

**出典** Gilles JL, Peter AC, Michael TS(編), 古谷野 潔(監訳). 歯科医師のための睡眠医学その実践的概要. 東京：クインテッセンス出版, 2010.

下図は、睡眠時ブラキシズム(SB)のうち、グラインディング(TG)の前に起こる覚醒に関連したリズム性咀嚼筋活動(rhythmic masticatory muscle activity：RMMA)発生までの生理学的イベントの時間経過を示す。SBは、開始4分前に交感神経と副交感神経に変化が起こり、4秒前に脳波の活性が認められ、その後心拍、呼吸、筋に変化が起こり、筋活動(リズミカルな咀嚼筋活動)が観察される。

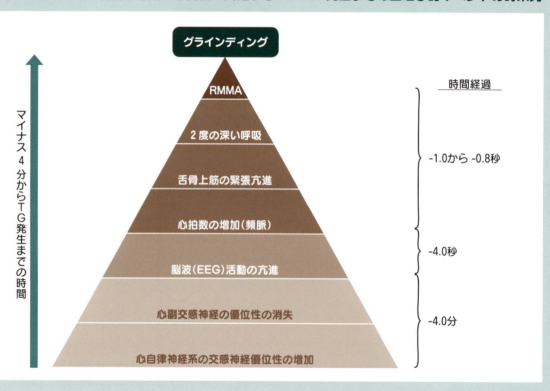

グラインディング(TG)に先行して起こる覚醒に関連するRMMA発生までの生理学的イベントの時系列

**解説者コメント**：Katoらは、SB発生のカスケードを明らかにし、SBが微小覚醒にともなう現象であることを明確に示した睡眠研究を行った。この研究は、SBが大脳と自律神経系と関連して起こる(中枢性に発生)ことを実証し、SBの咬合異常原因説を否定する根拠となっている。
SB発生のメカニズムは完全にわかっていないが、SBに対する末梢性要因の影響がわずかにあるものの、現在ではSBが中枢性に発生することが知られている。

**出典** Kato T, Rompré P, Montplaisir JY, Sessle BJ, Lavigne GJ. Sleep bruxism: an oromotor activity secondary to micro-arousal. J Dent Res 2001;80(10):1940-1944.

## 講演や雑誌でよく見る、TMD・咬合の分類および文献

**TMD and Bruxism**

# 12 ブラキシズムとインプラントの失敗の関係

**出典** Zhou Y, Gao J, Luo L, Wang Y. Does Bruxism Contribute to Dental Implant Failure? A Systematic Review and Meta-Analysis.Clin Implant Dent Relat Res 2016;18(2):410-420. doi: 10.1111/cid.12300. Epub 2015 Mar 2.

本論文は、ブラキシズムとインプラントの失敗の関係を、メタアナリシスを用いて評価したものである。ブラキシズムの有無とインプラント補綴治療に対する偶発症のリスク因子との関係を複数の論文をもとに検討した結果、補綴装置の種類による解析では、ブラキシズムがインプラントの喪失に対してリスク因子となり、患者数による解析ではセラミックスのチッピングまたは破折およびその他の機械的偶発症に対してリスク因子となることが示された。

**補綴装置数を基にしたインプラント補綴治療に対する偶発症のリスク因子としてのブラキシズムとの関係**

| 補綴装置数を基にしたインプラント補綴治療に対する偶発症のリスク因子 | 補綴装置の種類による解析 | | 患者数による解析 | |
|---|---|---|---|---|
| | オッズ比<br>[95%信頼区間] | $P$ 値 | オッズ比<br>[95%信頼区間] | $P$ 値 |
| ❶セラミックスのチッピングまたは破折<br>（機械的偶発症） | 11.08<br>[0.78-156.77] | $P=0.08$ | 3.17<br>[1.53-6.56] | $P=0.002$<br>リスク因子 |
| ❷インプラントの喪失<br>（生物学的偶発症） | 4.90<br>[1.75-12.71] | $P=0.002$<br>リスク因子 | 3.65<br>[0.32-41.89] | $P=0.30$ |
| ❸②以外の各種機械的偶発症<br>（機械的偶発症） | 4.28<br>[1.12-16.41] | $P=0.03$<br>リスク因子 | 2.38<br>[2.13-19.72] | $P=0.001$<br>リスク因子 |
| 合計 | 4.72<br>[2.66-8.36] | $P<0.00001$<br>リスク因子 | 3.83<br>[2.12-6.94] | $P<0.00001$<br>リスク因子 |

**解説者コメント**：一般にインプラントに対してブラキシズムはリスクがあることがいわれているが、Treatment Outcome をみると、Zhou らは機械的偶発症および生物学的偶発症に対してもブラキシズムが関係していることを示唆している。

講演や雑誌でよく見る、TMD・咬合の分類および文献

TMD and Bruxism

## 13 TCHの位置づけ

**出典** 西山 暁．習癖行動(Tooth Contacting Habit:TCH)．IN: 古谷野 潔，玉置勝司，馬場一美，矢谷博文，和嶋浩一(編)．TMD YEAR BOOK 2011 アゴの痛みに対処する その原因，検査・鑑別診断，歴史と患者説明．東京：クインテッセンス出版，2011;95-105．

TCHとは、tooth contacting habit：上下歯列接触癖(上下の歯列を持続的に接触させたままにする習癖行動)のことである。木野らの研究グループが名づけたTCHは、昼間のクレンチングと区別されて、緊張などにともない増加する傾向にある神経性習癖の一種であると考えられている。この習癖の是正には、心理学療育の行動変容法の一手法である「習慣逆転法」が用いられる。習慣逆転法とは、動機づけ方略(motivation strategy)、意識化訓練(awareness training、競合反応訓練(competing response training)から成り、訓練を強化しながら継続し、習癖を管理する。

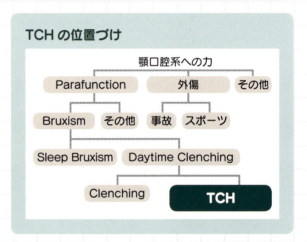

**出典** Sato F, Kino K, Sugisaki M, Haketa T, Amemori Y, Ishikawa T, Shibuya T, Amagasa T, Shibuya T, Tanabe H, Yoda T, Sakamoto I, Omura K, Miyaoka H. Teeth contacting habit as a contributing factor to chronic pain in patients with temporomandibular disorders. J Med Dent Sci 2006;53(2):103-109.

### 行動変容法における習慣逆転法のポイント

| | 習慣逆転法のポイント | TCHの具体的な是正法 |
|---|---|---|
| ステップ1 | **動機づけ方略(Motivation strategy)**<br>・習癖がどのような状態で生じるか、習癖がいかに不利益を引き起こすかを理解する | ・上下歯の一般的な平均接触時間(17.5分/日)を説明する<br>・軽い歯の接触で咀嚼筋が活動することを実感させる(咬筋を指で触らせ、歯を接触時の筋の動きを実感させる)<br>・咀嚼筋に過剰な負荷がかかることを説明する |
| ステップ2 | **意識化訓練(Awareness training)**<br>・習癖の生起を弁別する<br>・習癖が生じたとき、それを確認する<br>・「タイムサンプル記録法」の利用 | ・張り紙(タイマー)を用意させ、職場や家に貼らせ、これを見たら上下の歯が接触していないか確認するように指導する |
| ステップ3 | **競合反応訓練(Competing response training)**<br>・習癖が生じるたびに競合反応の練習をする<br>・習癖の生起に随伴、あるいは先行して競合反応を行う<br>・習癖に気づくことは、競合反応を行うために必要条件である | ・上下の歯が接触していたら「歯を離す(深呼吸)」を指導する<br>・訓練の強化：競合反応訓練の継続<br>・はじめは「気づき」が増えるが、徐々にTCHそのものが減少していく |

**解説者コメント**：昼間のクレンチング(day time clenching)やTCHは、本誌掲載の最新のブラキシズムの定義によると、覚醒時ブラキシズムに含まれる。TCHと名づけたことで、本邦の医療者や患者にTCHと習癖の是正をわかりやすく提示することができ、広く理解されることとなった。

講演や雑誌でよく見る、TMD・咬合の分類および文献

Occlusal force

## 14 咬合力の分布

**出典** 渡邉 誠，森本俊文，妹尾輝明（編）．月刊歯科技工別冊 目でみる顎口腔の世界．東京：医歯薬出版，1996．

● **下顎歯列における咬合力分布**

図は右側第三大臼歯がある場合の下顎歯列における咬合力分布である。下顎の総咬合力に対して、それぞれの歯に作用する咬合力の大きさを％で示す。

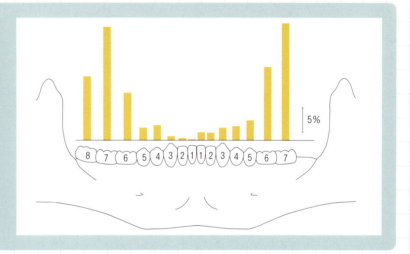

**出典** Hidaka O, Iwasaki M, Saito M, Morimoto T. Influence of clenching intensity on bite force balance, occlusal contact area, and average bite pressure. J Dent Res 1999;78(7):1336-1344.

● **デンタルプレスケールを用いた下顎歯列の咬合力の分布**

右側第三大臼歯がない場合で、最大咬合力30％、60％、100％の習慣性咀嚼側の咬合力分布についてデンタルプレスケールを用いて調査した研究では、習慣性咀嚼側と咬合力との関連は認められなかったとしている。

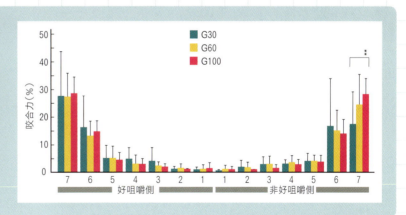

**解説者コメント**：咬合力を測定する機器は、単独歯の測定が可能なもの（オクルーザルフォースメーターなど）や、全顎的な咬合力を計測してコンピュータ上で各歯の咬合力を解析する咬合力測定装置（デンタルプレスケール／オクルーザー、T-scanなど）など、さまざまなものが販売されている。これらの装置を用いた咬合力測定は装置を介在させて行うため、前歯よりも臼歯の咬合力が発揮されやすく、同じ被験者でも再現性が低い場合があるものの、チェアサイドで簡単に咬合力が測定でき、患者にも説明しやすいことから、広く普及している。

145

講演や雑誌でよく見る、TMD・咬合の分類および文献

Occlusal force

# 15 チューイングサイクル

**出典** Gibbs CH, Lundeen HC. Jaw movements and forces during chewing and swallowing and their clinical significance. IN:Lundeen HC, Gibbs CH(eds). Advances in Occlusion. Boston:John Wright-PSG, 1982: 2-32.

### 咀嚼食品の違いによる咀嚼運動経路（前頭面）

**出典** 西尾公一．咀嚼運動における咬合様式の機能的意義に関する臨床的研究．阪大歯誌 1988;33: 267-300.

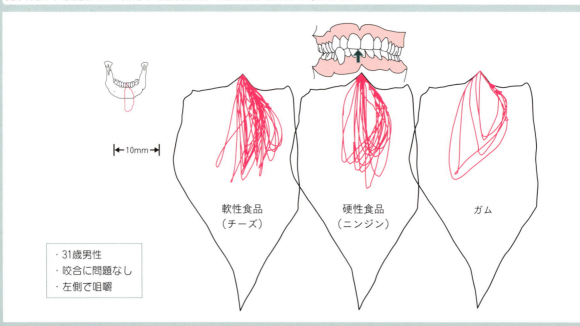

・31歳男性
・咬合に問題なし
・左側で咀嚼

咀嚼食品の違い（軟性食品：チーズ、硬性食品：ニンジン、ガム）による咀嚼運動経路の比較。チーズ、ニンジンの開口時の咀嚼運動経路は安定した同一経路を示すが、性状が変わらないガムでは、その他の食品よりも開口時の咀嚼運動経路は非作業側に偏っている。閉口時は硬性食品では軟性食品よりも水平的に大きな動きを示している。食品が軟らかくなるにつれ、横への動きが小さくなる。

**解説者コメント**：同一個人における同一食品咀嚼時の咀嚼運動経路はほぼ一定した経路を示し、切歯点の咀嚼運動経路の前頭面観は、咬頭嵌合位から10～16mmほど最大開口したのち、閉口路は開口路より作業側寄りの経路を描き、食物を粉砕しながら再び咬頭嵌合位に戻る。この経路の全形は、作業側に最大開口位をもつ、上方に尖形の涙滴状となる。前頭面観で開閉口路がともに作業側にあり、開閉口路が接近した経路を描くものをチョッピングタイプ、開口時に非作業側への経路をともなうものをグラインディングタイプという。
咀嚼運動経路は、咀嚼する食品や個人間で異なり、同一者においても咀嚼食品の性状や大きさにより異なった経路を示すことが報告されている。

講演や雑誌でよく見る、TMD・咬合の分類および文献

Occlusal force

## 16 犬歯誘導とグループファンクションでの咀嚼サイクルの違い

**出典** 渡邉 誠，森本俊文，妹尾輝明（編）．月刊歯科技工別冊 目でみる顎口腔の世界．東京：医歯薬出版，1996．

歯の誘導の違い（犬歯誘導型・グループファンクション型）による右側咀嚼時の咀嚼運動経路の比較

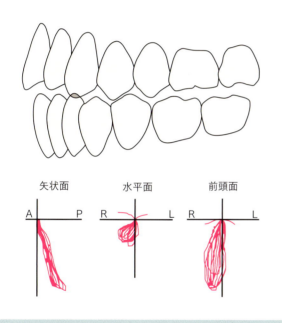

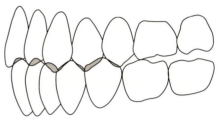

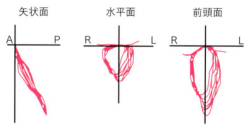

左図の犬歯誘導型の被験者では、前頭面、矢状面で幅が狭く、水平方向の動きが少ないチョッピングタイプの咀嚼運動経路を示し、咬頭嵌合位付近での接触滑走が少なく、その展開角が小さい。

一方、右図のグループファンクション型の被験者では、水平方向の動きが犬歯誘導型よりも大きく前頭面、矢状面で幅の広いグラインディングタイプの咀嚼運動経路を示し、咬頭嵌合位付近では咬頭斜面に沿った接触滑走を示している。

**解説者コメント**：咀嚼運動中の上下顎の咬合接触について統一の見解は得られていないが、咬合接触がある場合には、歯の咬合面形態や側方運動時のガイド・経路との関係が咀嚼運動に影響を及ぼす大きな要素になるとの考えがある。

講演や雑誌でよく見る、TMD・咬合の分類および文献

Shortened dental arch

# 17 短縮歯列
## (shortened dental arch, SDA)

**出典** Käyser AF. Shortened dental arches and oral function. J Oral Rehabil. 1981; 8 (5):457-462.

「最後方歯を失った歯列」と定義されている短縮歯列の概念は、1981年のKäyserの報告に端を発し、臨床的には片側あるいは両側の大臼歯の咬合支持が失われた歯列を指すことが多い。SDA研究グループでは、最後方臼歯を失った状態に生体（顎口腔系）が適応し、将来にわたって形態と機能の維持、安定を図ることができるという概念を提唱し、SDAは歯の欠損の治療オプションのひとつに挙げられるようになった。

### SDAコンセプトと咬合ユニット
（完全歯列の正常者〔12OU〕と短縮歯列患者〔3OU、4OU、5OU〕例）

**出典** Witter DJ, Creugers NH, Kreulen CM, de Haan AF. Occlusal stability in shortened dental arches. J Dent Res 2001;80( 2 ):432-436.
Witter DJ, Kreulen CM, Mulder J, Creugers NH. Signs and symptoms related to temporomandibular disorders-Follow-up of subjects with shortened and complete dental arches. J Dent 2007;35( 6 ):521-527.

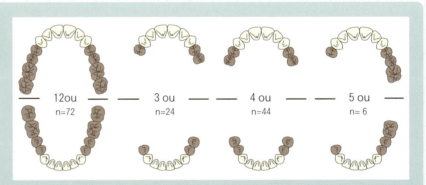

12ou n=72　　3 ou n=24　　4 ou n=44　　5 ou n=6

短縮歯列では、前歯部は完全に残った状態とし、臼歯同士のペア（occlusal unit：OU）を、上下顎の小臼歯同士のペアを1OU、大臼歯同士のペアを2OUとして表す。完全な歯列の正常者で12OUとなり、図中の短縮歯列例では、3OUでは3ヵ所の小臼歯ペア、4OUでは4ヵ所の小臼歯ペアで、5OUでは小臼歯ペア3ヵ所と大臼歯ペア1ヵ所となる。

### SDAの適応症と禁忌症

**出典** Allen PF, Witter DJ, Wilson NH. The role of the shortened dental arch concept in the management of reduced dentitions. Br Dent J 1995;179( 9 ):355-357.

適応症例は限られており、SDAの長期的管理には、咬合および歯周組織の状態を適切に管理できる医療体制が整っていることが前提となる。

| 適応症 ◎ | 禁忌症（禁忌症となるかもしれない）✕ |
|---|---|
| ・主に大臼歯部の進行性のう蝕・歯周病がある場合<br>・良好な予後が望める前歯と小臼歯がある場合<br>・歯科治療に対して金銭的、その他の制限がある場合 | ・50歳以下の患者群<br>・異常な上下顎間関係（Angle Ⅲ級の不正咬合、深刻なⅡ級不正咬合、前歯部オープンバイト）<br>・歯周支持組織の著しい喪失<br>・パラファンクションの徴候もしくは異常な咬耗（年齢を考慮に入れる）<br>・TMDの既往 |

**解説者コメント**：SDA症例の9年間の疫学研究では、咬合は経年的に安定していること（Witterら2001）や、TMDの症状や徴候は経年的に増加するとはいえないと報告（Witterら2007）し、その他の報告でも良好な予後を示したとされている。しかし、一般の歯科受診患者を対象とした大規模な疫学研究はなく、どのような症例に補綴処置が必要なのかについて一定の結論はない。また、TMDとの関連についても因果関係は証明されていない。

講演や雑誌でよく見る、TMD・咬合の分類および文献

Shortened dental arch

# 18 Eichnerの分類

出典　Eichner K. Über eine gruppeneinteilung der lückengebisse für der prothetik. Dtsch Zahnarztl Z 1955;10:1831–1834.

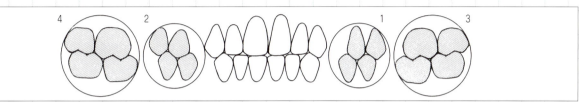

### グループ A1
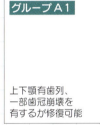
上下顎有歯列、一部歯冠崩壊を有するが修復可能

### グループ A2
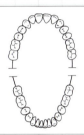
片顎有歯列、対合歯列に中間欠損

### グループ A3
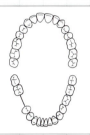
上下顎部分的欠損歯列、4支持域での対合接触

**A** 上下全歯列での対合接触（4支持域における）

### グループ B1
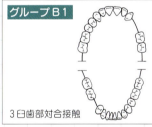
3臼歯部対合接触

### グループ B2
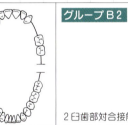
2臼歯部対合接触

### グループ B3
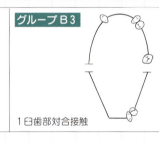
1臼歯部対合接触

### グループ B4
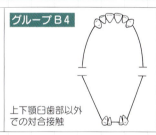
上下顎臼歯部以外での対合接触

**B** 部分的対合接触（4支持域以外）

### グループ C1
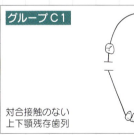
対合接触のない上下顎残存歯列

### グループ C2
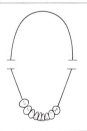
片顎無歯顎に対する一部残存歯列

### グループ C3
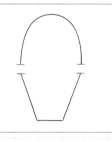
上下無歯顎

**C** 上下顎歯列の対合接触なし

**解説者コメント：** Eichnerの分類では、機能的観点から上下の顎間関係を把握するため残存歯での咬合支持をもとに分類している。この分類は咬合支持の状況を把握するには非常に有用であるが、歯の欠損部位や支持域の具体的な位置はわからない。Eichnerの分類ではC1、B4が補綴的に困難な症例といわれており、C1はいわゆるすれ違い咬合である。また、Eichnerの分類B3は臼歯の支持域を喪失する手前であることから、長期的な経過を考えて治療計画を立てる必要がある。

講演や雑誌でよく見る、TMD・咬合の分類および文献

Shortened dental arch

# 19 宮地の咬合三角

**出典** 本多正明，宮地建夫，伊藤雄策，武田孝之（編著）．見る目が変わる！「欠損歯列」の読み方，「欠損補綴」の設計．東京：クインテッセンス出版，2015．

宮地の咬合三角は、欠損歯列を残存歯数と欠損歯およびと咬合支持歯数でプロットし、Ⅰ～Ⅳの4つのエリアに分類することで、欠損の重症度を把握することができる。

### 宮地の咬合三角

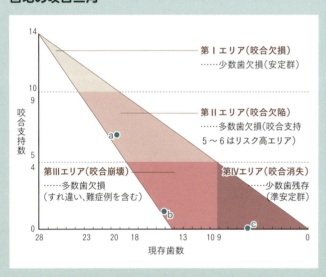

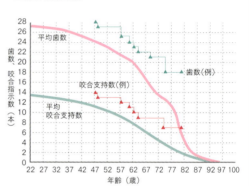

生涯欠損歯数では、疫学的調査結果をもとに、それぞれの欠損患者の歯数に対する年齢を評価できる。

**第Ⅰエリア（咬合欠損レベル）**：咬合支持数が10以上で欠損歯列の初期段階。咬合支持が一部欠損状態になっているが、咬合は比較的安定し、欠損拡大のリスクにはなっていないと考えられる範囲。

**第Ⅱエリア（咬合欠陥レベル）**：咬合支持数が9～5で、歯の喪失が進行し、咬合支持の減少が影響して歯列が不安定になった段階。咀嚼への訴えが少ないが、欠損拡大のリスクが高まっているため、要注意の範囲。

**第Ⅲエリア（咬合崩壊レベル）**：咬合支持数が4以下で、歯列全体としてみれば咬合支持が失われた状態と考えるべき範囲。残存臼歯が加圧因子となる率が高く、いわゆるすれ違い咬合の難症例になりやすい。

**第Ⅳエリア（咬合消失レベル）**：歯数が10歯以下の場合、ほとんど咬合支持は消失状態のことが多く、無歯顎への前段階に相応する。機能的に安定して経過することが多く、咬合崩壊レベルとは異なる。

**解説者コメント**：宮地の咬合三角は1981年に発表されたものであるが、欠損歯列を臨床的にエリアに分けて評価することで、積極的に治療を行うかどうかを判断する際の一助となる図である。また、生涯欠損歯数（歯の生涯図）では、個々の患者の歯の喪失スピードを把握することができ、Eichner の分類とともに本邦では広く知られている図である。

講演や雑誌でよく見る、TMD・咬合の分類および文献

Increasing occlusal
vertical dimension

## 20 Grossの咬合挙上

**出典** Gross M(著). 古谷野 潔(監訳). 咬合のサイエンスとアート The Science and Art of Occlusion and Oral Rehabilitation. 東京：クインテッセンス出版, 2016;255.

### 新たな咬合高径を決定する場合の6つの臨床基準

| | |
|---|---|
| **神経筋決定因子** | ● 臨床的安静位の範囲内：安静時の顎間距離から2〜3mm未満の咬合高径から開始 |
| **審美的要因** | ● 歯の露出度(リップライン) <br> ● 上下顎前歯咬合平面 <br> ● 臼歯咬合平面 <br> ● 顔面高 |
| **発音要因** | ● 最小発音空隙(前歯位置および上下前歯の関係) |
| **生物力学的要因** | ● 臼歯の歯冠−歯根比 <br> ● 歯冠−支台歯比 <br> ● 歯冠−インプラント比 <br> ● 前歯垂直被蓋 <br> ● 偏心ガイド |
| **補綴的要因** | ● 顎間距離の減少 <br> ● 咬合面間距離の減少 |
| **適応能力** | ● 可逆性装置(移行アプライアンス)での検証 |

**解説者コメント：**咬合挙上については、さまざまな要因や因子を考慮する必要があるが、咬合高径の決定法に関して科学的に検証した論文は見当たらない。出典では、安静空隙や審美的要因、発音、咬合面間クリアランスなどの補綴的要因や、生物学的要因、適応能力が新たな咬合高径を決定する場合の基準として提示されている。一方、咬合高径とTMDについてさまざまな考えが示されていたが、現在では咬合高径の減少とTMDとの関連はなく、TMDの治療や予防的処置を目的とした咬合挙上は実施されなくなった。ただし、咬合挙上を実施する必要がある場合は、全顎的補綴治療となることが多いため、注意が必要である。

# 講演や雑誌でよく見る、TMD・咬合の分類および文献

TMD and Occlusion

## 21 TMDと咬合

**出典** Clark GT, Tsukiyama Y, Baba K, Simmons M. The validity and utility of disease detection methods and of occlusal therapy for temporomandibular disorders. Oral Surg Oral Med Oral Pathol Oral Radiol Endod 1997;83( 1 ):101-106.

- 1996年に米国国立衛生院(National Institute of Health：NIH)で開催されたTMDに関するテクノロジーアセスメント会議での報告内容をまとめたレビューである。
- TMDの診断に用いられている検査機器の有用性は補助的な記録を残す程度であり、妥当性および臨床的有用性が検証された診断機器は存在しなかった。

- TMDの治療および予防に関して、咬合調整の有効性を他の方法と比較した研究は存在せず、妥当性も示されていなかった。
- 咬合とTMDとの因果関係を示す科学的な研究は存在しなかった。

**出典** Clark GT, Tsukiyama Y, Baba K, Watanabe T. Sixty-eight years of experimental occlusal interference studies: what have we learned? J Prosthet Dent 1999;82( 6 ):704-713.

- 実験的咬合干渉に関する論文(ヒト対象18編、動物対象10編)についてレビューを行った。
- 咬頭嵌合位における咬合干渉は、付与された歯の歯髄・歯周組織に悪影響を与え、また、スムーズな顎運動、咀嚼筋痛や顎関節のクリックを生じることもあった。

- 側方運動時の咬合干渉は顎機能へはさほど影響せず、睡眠時ブラキシズムへの影響を示すエビデンスも存在しなかった。
- 咬合干渉がTMDの原因であるとする科学的な根拠は存在しなかった。

**出典** Tsukiyama Y, Baba K, Clark GT. An evidence-based assessment of occlusal adjustment as a treatment for temporomandibular disorders. J Prosthet Dent 2001;86( 1 ):57-66.

- TMDおよびブラキシズムに対する咬合調整の治療効果および妥当性について検討した。
- 咬合調整がTMDおよびブラキシズムに与える影響について観察した臨床研究論文11件を対象にレビューを行った。
- 論文の内訳：咬合調整とブラキシズムとの関係を評価したもの3件、TMDに対する咬合調整の治療効果を評価した

もの6件、頭痛およびTMDに対する咬合調整の治療効果を評価したもの1件、慢性頸部痛に対する咬合調整の治療効果を評価したもの1件であった。
- 咬合調整がブラキシズム、TMD、頭痛および慢性頸部痛に与える影響（治療効果）は、他の治療法（理学療法、認知行動療法、薬物療法など）よりもすぐれているという科学的証拠はなかった。

**解説者コメント**：咬合とTMDの関係については多くの論文が出されているが、それらの研究を検証した代表的なレビュー論文である。咬合とTMDとの因果関係、TMDの原因としての咬合干渉、TMDに対する咬合調整の治療効果について、どれも科学的根拠が見当たらないと結論づけられている。

*152*

# 講演や雑誌でよく見る、TMD・咬合の分類および文献

TMD and Occlusion

## 22 TMD Policy Statementの概要

**出典** 古谷野 潔．築山能大．桑鶴利香．AADR の TMD Policy Statement（TMD に関する基本声明）から TMD の基本を読み解く．IN: 古谷野 潔，玉置勝司，馬場一美，矢谷博文，和嶋浩一（編）．別冊　ザ・クインテッセンス TMD YEAR BOOK 2012 アゴの痛みに対処する AADR の基本声明から現代の TMD 臨床を読み解く．東京：クインテッセンス出版，2012;11-16.

### ❶ TMD の診察および診断

- 問診（患者の病歴聴取）と臨床検査（臨床的診察）、および必要に応じて顎関節部の画像検査によって、TMD と他の関連疾患との鑑別診断を行う。

- TMD 患者と正常者との鑑別や、TMD の症例分類に有用な診断機器は存在しない（ただし、科学的に妥当性が確認された種々の画像診断機器を除く）。

- 必要に応じて、筋骨格系、リウマチ系、あるいは神経系の類似疾患の鑑別に用いられている医学的診断法や検査法を適用する。

- 心理テストを用いて、患者の社会心理学的側面を評価する。

### ❷ TMD の治療

- 可逆的な保存療法を第 1 選択とする。

- 症状の自然消退が期待できるため、自然経過を十分に考慮する。

- 患者教育、およびホームケアが重要である。

---

**解説者コメント**：米国でもっとも権威ある歯科学会である米国歯科研究学会（American Academy of Dental Research、AADR）のニューロサイエンスグループにより、約 3 年をかけて顎関節症の診断と治療に関する基本声明（policy statement）がまとめられ、2010年 3 月に AADR のホームページにその基本声明が掲載された。この声明の前文の最後には、

- 現時点でこの新しい基本声明が、TMD の診断と治療に関する真の標準的な見解であること
- 読者（医療者）に、ぜひとも日常診療に取り入れてもらうための声明であること
- この基本声明の内容が実践されることによって、将来受診する TMD 患者が不適切な治療を受けるリスクが減少し、患者が本当に必要とするプロフェッショナルケアを受けられるであろうことが明示されている。

# 講演や雑誌でよく見る、TMD・咬合の分類および文献

TMD and Occlusion

## 23 咬合の4つの区分

> **出典** Mohl ND, Zarb GA, Carlsson GE, Rugh JD(著), 藍 稔(訳). テキストブックオクルージョン. 東京：クインテッセンス出版, 1993.

かつて主な治療ゴールであった理想的咬合では、形態に対する基準やそれにかかわる事項が示され、それより外れている場合に治療すべきかどうかが検討された。その後、咬合は機能的にとらえていくべきものとされ、生理的咬合と非生理的咬合が広く知られるようになった。

### 咬合の4つの区分

| ❶理論的理想咬合 | 既定の基準に従っている咬合 |
|---|---|
| ❷生理的咬合 | 既定の基準からは偏っているが治療を必要としない咬合 |
| ❸非生理的咬合 | 治療を要するかもしれない咬合 |
| ❹治療的咬合 | 治療上の理由から構造的に改変されている咬合 |

### 理想的咬合および咀嚼システム

❶咀嚼システムの全構成要素が存在する

❷すべての上下顎歯の間に典型的な解剖学的関係が存在する

❸中心咬合位において、すべての臼歯の支持咬頭は辺縁隆線と咬合する。ただし対合歯の中心窩と咬合する下顎大臼歯の遠心頬側咬頭と上顎大臼歯の近心舌側咬頭を除く。前歯は接触しているが、咬合高径の主たる支持は臼歯による

❹歯列は基底骨および頭蓋顔面構造と調和している

❺歯の長軸は機能的咬合力がこれらの軸に沿って、あるいはそれに近い状態で作用するように配列されている

❻歯周組織は健康で臨床的検査では歯のわずかな振動や動揺が認められない

❼咬合は安定していて、歯にはわずかな生理的補償的な動きがあるほかには移動や位置の変化はない

❽歯にその個体の年齢に予想される以上の摩耗がない

❾筋肉位は咬頭嵌合位に一致している。頭を直立させた状態で下顎を正確にいつも中心咬合位へと自動的に閉じることができる

❿中心咬合位が中心位と調和している。つまり、2つの位置は一致しているか、中心咬合位は正中矢状面上で、中心位よりわずかに（1mm以内）前方にある

⓫前方運動時、臼歯は離開して、対合する前歯が正しく咬合、機能するのを妨げない

⓬側方運動時、非作業側の歯は離開して、作業側の対合する歯が正しく咬合、機能するのを妨げない

⓭側方運動時、作業側の対合する犬歯が咬合接触するが、犬歯だけあるいは隣の小臼歯1歯またはそれ以上が接触することがある

⓮下顎安静位では、適切な咬合面間距離つまり安静空隙がある

⓯咀嚼、嚥下、発音、審美性、呼吸のすべての要件が満たされ、患者が満足している

⓰咀嚼筋の持続性緊張活動は、睡眠時には低レベルに減少する

⓱異常機能活動はごくわずかで、つまり微小な相動的な筋活動が起こる

⓲加齢、状況変動に対して自動的な構造、機能の適応が行われる

⓳食物の広範な種類に十分対応して、多面的に咀嚼機能が行われる

⓴咀嚼システムの構成要素に痛みや機能障害の所見がない

㉑患者は咬合や咀嚼システムについて意識していない

# 講演や雑誌でよく見る、TMD・咬合の分類および文献

## 生理的咬合の基準

**❶咬合関係が安定している**
歯は歯列内で挺出、移動、回転あるいは転位することなく、その定位置にあるべきである。歯列弓の連続性を維持するための隣接接触部の摩耗や、咬合接触を維持するための受動的な萌出といった緩慢な補償的生理的な動きや適応は、咬耗の速度が正常な場合によくみられるものであり、妥当である。これ以上の歯の移動（つまり咬合の不安定）は認めがたい

**❷咀嚼機能に問題がなく満足している**
咀嚼機能が患者にとって満足いくものであること。これは患者の主観的評価である。もし患者が咀嚼や食物摂取を支障なく行えるならば、その状況は生理的とみなされる。患者は問題にしていないのに歯科医師が咀嚼が改善されるだろうと考えて、欠損歯の補綴を行うことは奨められない

**❸発音機能に患者が満足している**
発音は患者が満足するものであること。これもまた主観的評価である。不正咬合による発音障害は、患者がその状態に支障を感じていなければ生理的であるとみなされる。たとえば、不完全な歯擦音となる前歯部開咬は、患者の評価としてはどちらでもよく、他に好ましくない状況がなければ治療する必要はない

**❹審美性に患者が不満を感じていない**
審美的に患者に受け入れられるものであること。これは明らかにまったく主観的評価であり、すべて患者に任されなければならない。たとえば上顎中切歯間の離開は、ある患者には絶対に容認されないが、他の患者にはまったく問題にされない。臨床医は患者が関心を示したときにその治療上のさまざまな可能性を知らせる以外は、患者に対して自分の審美的価値観を押しつけるべきではない

**❺歯周組織に問題がない**
機能力負担にかかわる歯周組織に病的な徴候がないこと。診査で歯の動揺や細かな振動が見られた場合、歯周疾患による炎症性の変化であるとただちに認められないものは、機能的とみるべきである。生理的咬合では、こうした現象、特に動揺や細かな振動が進行性のものであれば、阻止されるであろう

**❻歯に問題（咬耗、破折など）がない**
機能的に活動している歯に病的徴候がないこと。すなわち、生理的咬合では異常機能や著しい摩耗性食品による過度な咬耗は生じないであろう

**❼顎関節、咀嚼筋に問題がない**
顎関節や下顎の機能にかかわる筋群に病的徴候がないこと。生理的咬合は、定義ではそのような徴候や症状を現さないこととなっているが、それらがあるからといって、必ずしもそれが咬合や上下顎関係の不正に起因するというものではない。それはただ、すべての状況が生理的でなく、なんらかの治療を要するかもしれないということを暗示しているだけである

## 非生理的咬合において治療の必要性を判断する基準

| 主観的基準 | 審美性、発音、咀嚼機能など、患者の自覚があること |
|---|---|
| 客観的基準 | 以下の❶〜❸に関する徴候や症状<br>❶機能力負荷に関する歯周組織の状態<br>❷下顎の機能活動あるいは異常機能活動に関係した歯の病的状態（歯根吸収、歯牙破折、歯根膜炎、歯髄炎、著しい咬耗など）<br>❸顎機能異常（注：現在では咬合だけでなく多因子で発症するため因果関係は薄い） |

**解説者コメント：** 咬合について総合的な記述のある教科書では、咬合を正常と異常あるいは理想的と病的の２つに分けるのではなく、「咬合の４つの区分」の表のように生理的状態を考慮して咬合を区別すべきとしている。そのなかの生理的咬合とは理論的な理想からはいくつかの点で離れてはいるものの、歯科治療を必要としない状態であり、その原則は表「生理的咬合の基準」の７つである。

講演や雑誌でよく見る、TMD・咬合の分類および文献

Jaw movement
and Muscle pain

## 24 筋痛と顎運動

**出典** Obrez A, Stohler CS. Jaw muscle pain and its effect on gothic arch tracings. J Prosthet Dent 1996;75(4):393-398.

Obrezらは、5名の被験者に対して、実験的に咬筋へ高張食塩水を注射することで痛み刺激を与え、ゴシックアーチアペックスの変化を観察した。その結果、被験者のゴシックアーチアペックスが前方、側方方向へ大きく変位し、側方限界運動路の方向と大きさが変化した。生理食塩水の効果は可逆的であったが、この実験により、咬筋の痛みにより咬合が変化することが確認された。

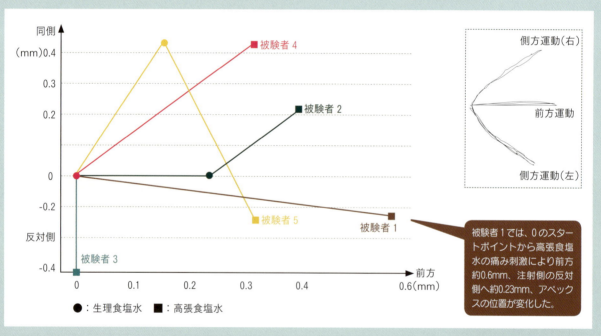

咬筋への生理食塩水注射による痛み刺激後のゴシックアーチアペックス位置の変化

被験者1では、0のスタートポイントから高張食塩水の痛み刺激により前方約0.6mm、注射側の反対側へ約0.23mm、アペックスの位置が変化した。

- ゴシックアーチのアペックスが前方、側方方向へ大きく変位した
- 側方限界運動路の方向と大きさが変化した
- 上記の効果は可逆的であった

➡ 痛み＝咬合の変化

**解説者コメント**：関連性ではなく、「原因と結果の因果関係」を証明するには、原因と結果の時間的関係が明らかであり、原因は結果よりも先に存在していなければならない。かつては、早期接触があるから筋痛が起こるといわれていたが、咬合の変化が痛みの後に生じることがさまざまな研究により報告され、咬合により咬筋の痛みが生じるという因果関係は否定されることとなった。
また、Obrezらの研究のように、咬筋の痛みにより顎位が変化することから、顎関節症状（疼痛）のある患者の早期接触があるかなどの咬合検査は、痛みが消失してから実施すべきである。

講演や雑誌でよく見る、TMD・咬合の分類および文献

Jaw movement and Muscle pain

## 25 筋痛とPain adaptation model

出典 Lund JP, Donga R, Widmer CG, Stohler CS. The pain-adaptation model: a discussion of the relationship between chronic musculoskeletal pain and motor activity. Can J Physiol Pharmacol 1991;69(5):683-694.

### 痛み適応モデル(Pain adaptation model)

出典 Murray GM, Peck CC. Orofacial pain and jaw muscle activity: a new model. J Orofac Pain 2007;21(4):263-278; discussion 279-288.

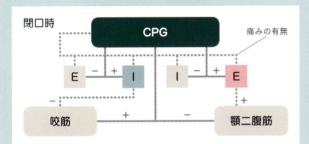

- 痛みは中枢のパターン発生器(CPG、central pattern generator)、興奮性介在ニューロン(E)、および抑制性介在ニューロン(I)に影響する。このモデルによれば、閉口時に痛みがある場合、閉口筋が抑制されるため、睡眠時ブラキシズムは抑制される。

- 閉口時[左図]：閉口時の痛みは、閉口筋(咬筋など)への運動ニューロンに投射する抑制性介在ニューロン[■]の興奮性を亢進し、開口筋(顎二腹筋など)への運動ニューロンに投射する興奮性介在ニューロン[■]の興奮性を亢進する。
- 開口時[右図]：痛みは閉口時の逆に作用する。

### 痛みの悪循環説(vicious cycle theory)

- この説によれば、一度生じた痛みによって反射的に筋の活動亢進(過剰活動)が起こり、筋のスパズム、疲労が生じて、その結果痛みが増大する。

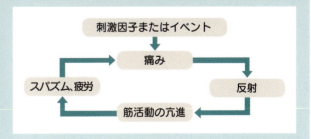

---

**解説者コメント**：痛みと運動機能は相互に関係していることが知られている。過去には、筋緊張(筋収縮)により、筋痛が引き起こされると、筋痛がさらに筋緊張を引き起こすという「痛みの悪循環説」が主流であった。しかし、現在では筋痛があると筋緊張が抑制されるという「痛み適応モデル」が広く普及しており、SBにも適応されるようになった。すなわち、ひどいブラキシズムのある患者はひどい痛みをともなうことはなく、痛みによりブラキシズムが抑制されることがこのモデルで示された。ただし、痛み適応モデルのみですべてを説明できるわけではないことに注意する必要がある。

# 講演や雑誌でよく見る、TMD・咬合の分類および文献

Jaw movement
and Muscle pain

## 26 筋痛と非歯原性歯痛の原疾患

**出典** 日本口腔顔面痛学会診療ガイドライン作製委員会(編). 非歯原性歯痛診療ガイドライン. 日本口腔顔面痛学会雑誌 2012; 4(2): 1-88.

### 非歯原性歯痛の原疾患の分類

❶ **筋・筋膜性歯痛**

❷ **神経障害性歯痛**

　　発作性神経障害性歯痛：三叉神経痛など

　　持続性神経障害性歯痛：帯状疱疹性神経痛、帯状疱疹後神経痛など

❸ **神経血管性歯痛(片頭痛、群発頭痛など)**

❹ **上顎洞性歯痛**

❺ **心臓性歯痛(狭心症など)**

❻ **精神疾患または心理社会的要因による歯痛(身体表現性障害、統合失調症、大うつ病性障害など)**

❼ **特発性歯痛(非定型歯痛を含む)**

❽ **その他のさまざまな疾患により生じる歯痛**

---

**解説者コメント**：非歯原性歯痛は、歯に原因がないにもかかわらず歯痛を発現する疾患であり、その原疾患は、三叉神経痛や狭心症、精神疾患など多岐にわたる。歯痛が症状であることから、歯科医療現場では非歯原性歯痛の誤診や医療過誤などが問題視され、2012年に日本口腔顔面痛学会により『非歯原性歯痛診療ガイドライン』が作成された。

一方、非歯原性歯痛の多くが筋・筋膜痛性歯痛であるといわれており、ガイドラインの中でも原因不明の歯痛の約8割に頭頸部筋・筋膜痛が併発することや、頭頸部筋・筋膜痛の関連痛により非歯原性歯痛が約半数以上に起こることが示されている。したがって、筋痛のある顎関節症患者で歯痛がある場合に、う蝕治療や根管治療などの一般的な歯科治療を実施しても、実は筋・筋膜性歯痛だったという場合があるため、鑑別には注意が必要である。

# 講演や雑誌でよく見る、TMD・咬合の分類および文献

Jaw movement
and Muscle pain

## 27 DC/TMD（分類）

出典 Ohrbach R, Bair E, Fillingim RB, Gonzalez Y, Gordon SM, Lim PF, Ribeiro-Dasilva M, Diatchenko L, Dubner R, Greenspan JD, Knott C, Maixner W, Smith SB, Slade GD. Clinical orofacial characteristics associated with risk of first-onset TMD: the OPPERA prospective cohort study. J Pain 2013;14(12 Suppl):T33-50. doi: 10.1016/j.jpain.2013.07.018.

### もっとも頻度の高い疼痛関連 TMD の診断基準（DC/TMD）：
### Diagnostic Criteria for the Most Common Pain-Related Temporomandibular Disorders

❶ 筋痛：Myalgia
- 局所性筋痛：Local myalgia
- 筋筋膜痛：Myofascial pain
- 関連痛をともなう筋筋膜痛：Myofascial pain with referral

❷ 関節痛：Arthralgia

❸ TMD による頭痛：Headache attributed to TMD

### もっとも頻度の高い関節内 TMD の診断基準（DC/TMD）：
### Diagnostic Criteria for the Most Common Intra-Articular Temporomandibular Disorders

❶ 復位性関節円板転位：
Disc displacement with reduction

❷ 間欠ロックをともなう復位性関節円板転位：
Disc displacement with reduction with intermittent locking

❸ 開口制限のある非復位性関節円板転位：
Disc displacement without reduction with limited opening

❹ 開口制限のない非復位性関節円板転位：
Disc displacement without reduction without limited opening

❺ 退行性関節疾患（変形性顎関節症）：
Degenerative joint disease

❻ 亜脱臼：Subluxation

**解説者コメント：**本項では、もっとも頻度の高い疼痛関連 TMD と関節内 TMD を掲載した。エビデンスに基づく DC/TMD は、臨床および研究の場で簡単に利用可能である。もっとも頻度の高い TMD には、関節痛、筋痛、局所性筋痛、筋筋膜痛、関連痛をともなう筋筋膜痛、4 つの関節円板転位障害、退行性関節疾患（変形性顎関節症）、亜脱臼、TMD による頭痛が含まれる。
それぞれの TMD 分類名に対して、感度と特異度が確認されている診断アルゴリズムが提示され、たとえば筋痛：Myalgia であれば「概要：顎運動時、顎機能時、パラファンクション時に惹起される筋に起因する痛みであり、その痛みは咀嚼筋の誘発検査で再現される」とされ、基準である病歴と診察の基準がその診断に合致しなければならない。

# 講演や雑誌でよく見る、TMD・咬合の分類および文献

Research diagnostic criteria for TMD

## 28 顎関節症の診断基準（DC/TMD）

**出典** Schiffman E, Ohrbach R, Truelove E, Look J, et al. Diagnostic Criteria for Temporomandibular Disorders (DC/TMD) for Clinical and Research Applications: recommendations of the International RDC/TMD Consortium Network and Orofacial Pain Special Interest Group. J Oral Facial Pain Headache 2014;28(1): 6 -27. doi: 10.11607/jop.1151.

診断決定樹(decision trees)は、DC/TMD症状質問票および診察結果記録用紙（本誌には未掲載）の結果で行われる。ただし、ここで重要なのは、顎運動や触診で患者が「いつもの痛み(familiar pain)」を申告することで、診察時に誘発された痛みが「いつもの痛み」と患者自身が表現すれば、無症状の患者の偽陽性の所見や、症状のある患者の偶発的な所見を最小限に抑えることができる。

**出典** 築山能大, 古谷野 潔. 最新のエビデンスから学ぶTMDの診断基準：DC/TMD論文の翻訳と解説. IN：古谷野 潔, 玉置勝司, 馬場一美, 矢谷博文, 和嶋浩一, 別冊ザ・クインテッセンス TMD YEARBOOK 2014 アゴの痛みに対処する 世界標準の新しいTMD診断基準「DC/TMD」の全貌. 東京：クインテッセンス出版, 2014; 9 -47.

### 疼痛が関連した顎関節症の診断決定樹

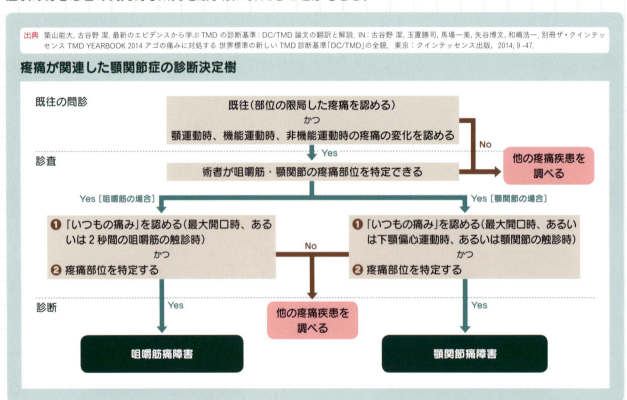

**解説者コメント**：DC/TMD Ⅰ軸診断を効率よく行うための診断決定樹である。DC/TMD症状質問票で得られた病歴と診察結果記録用紙に記載した診察結果を用い、疼痛関連TMD（筋痛、関節痛）およびTMDによる頭痛、顎関節内の障害（顎関節内障）、退行性関節疾患（変形性顎関節症）をその場で診断することができる。DC/TMDについては出典（築山, 古谷野 2014）に詳しく掲載されているので、理解・活用していただきたい。また咬筋が痛いと顎位が変化することから、顎関節症状（疼痛）のある患者の早期接触の有無を調査するなどの咬合検査は、痛みが消失してから実施すべきである。

# 講演や雑誌でよく見る、TMD・咬合の分類および文献

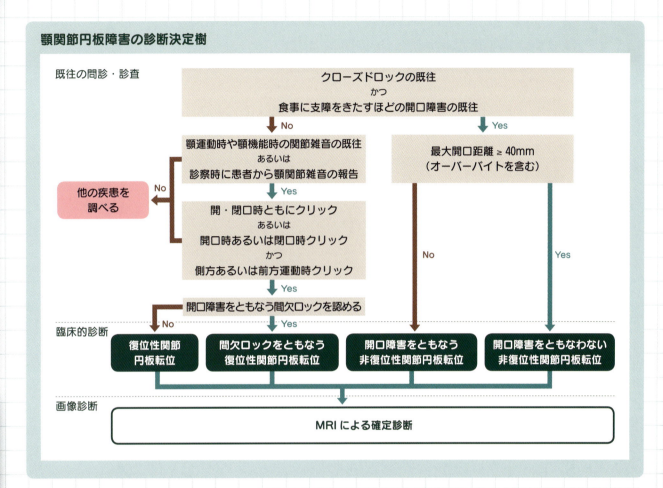

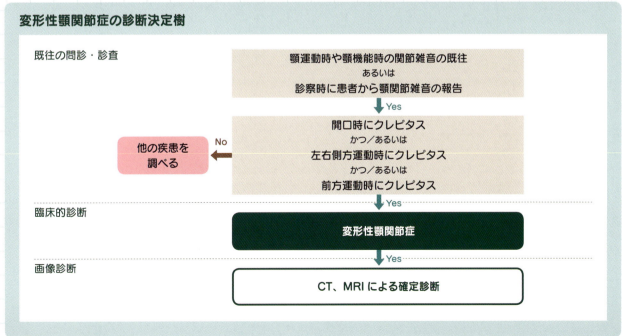

161

講演や雑誌でよく見る、TMD・咬合の分類および文献

Research diagnostic criteria for TMD

## 29 日本顎関節学会による顎関節症の分類

**出典** 矢谷博文．新たに改訂された日本顎関節学会による顎関節症の病態分類（2013年）と診断基準．日本顎関節学会雑誌 2015;27(2):76-86.

### 顎関節症の概念（2013年）

- 顎関節症は、顎関節や咀嚼筋の疼痛、関節（雑）音、開口障害あるいは顎運動異常を主要症候とする障害の包括的診断名である。その病態は咀嚼筋痛障害、顎関節痛障害、顎関節円板障害および変形性顎関節症である。

### 顎関節症の病態分類（2013年）

- **咀嚼筋痛障害** myalgia of the masticatory muscle（Ⅰ型）
- **顎関節痛障害** arthralgia of the temporomandibular joint（Ⅱ型）
- **顎関節円板障害** temporomandibular joint disc derangement（Ⅲ型）
  a：復位性　　with reduction
  b：非復位性　without reduction
- **変形性顎関節症** osteoarthrosis/osteoarthritis of the temporomandibular joint（Ⅳ型）

注1：重複診断を承認する。
注2：顎関節円板障害の大部分は、関節円板の前方転位、前内方転位あるいは前外方転位であるが、内方転位、外方転位、後方転位、開口時の関節円板後方転位等を含む。
注3：間欠ロックの基本的な病態は復位性関節円板前方転位であることから、復位性顎関節円板障害に含める。

**解説者コメント：** 国際的専門家集団による構造化されたプロトコールに基づく文献レビューと、多施設臨床試験による妥当性検証研究によるコンセンサス形成過程を経て、2013年にDiagnostic Criteria for Temporomandibular Disorders（DC/TMD）が公表された。そこで、国際基準のDC/TMDと整合させるため、日本顎関節学会において2013年に「顎関節症の概念」「顎関節症の病態分類」の改訂がなされた。この改訂により顎関節症Ⅴ型は廃止され、顎関節症は発症頻度の高い顎関節・咀嚼筋の障害の分類とされた。

また、これまでの系統的分類では1患者に1診断とされ、たとえば咀嚼筋痛があっても変形性顎関節症であればⅣ型と診断されていたが、2013年の改訂版では、上記注1にあるように「重複診断を承認する」という注釈が追加された。したがって、「Ⅰ型とⅡ型」「Ⅰ型とⅣ型」という診断が可能となった。

講演や雑誌でよく見る、TMD・咬合の分類および文献

Research diagnostic
criteria for TMD

## 30 顎関節内障の Natural history

**出典** Yuasa H, Kurita K; Treatment Group on Temporomandibular Disorders. Randomized clinical trial of primary treatment for temporomandibular joint disk displacement without reduction and without osseous changes: a combination of NSAIDs and mouth-opening exercise versus no treatment. Oral Surg Oral Med Oral Pathol Oral Radiol Endod 2001;91( 6 ):671-675.

### 顎関節内障の Natural history

● **関節円板前方転位（非復位型）の無治療の経過**

出典の被験者は、中等度または著しい機能障害を示す40症例（女性38名、男性 2 名、平均年齢35歳〔13-68歳〕）であり、無治療で経過観察し、 2 年半後に臨床診査と MRI で評価した。その結果、43％は無症状、33％は症状改善、25％は改善せず要治療であった。すなわち 2 年半経過を観察することで、 3 / 4 は無治療でも改善することから、関節円板前方転位の Natural course があることを考慮して、治療に当たる必要がある。

● **顎関節内障の病態分類（下図参照）での解析**

被験者に対する顎関節内障の病態分類による解析では、Stage 3 の88％が改善し、Stage 4 の67％が改善した。しかし Stage 5 では33％しか改善しなかった。すなわち、顎関節内障の病態分類によって Natural history が異なることが示唆された。

**出展のまとめ**：約75％の患者で無治療でも改善が認められた。ただし、顎関節に著明な骨変化があれば要注意であり、予後が悪いと報告されている。

### 顎関節内障の病態分類

**出典** Wilkes CH. Surgical treatment of internal derangements of the temporomandibular joint. A long-term study. Arch Otolaryngol Head Neck Surg 1991;117( 1 ):64-72.

● **Stage 1（初期）**
無痛性クリック（わずかに円板前方転位）

● **Stage 2（前中間期）**
軽～中等度の疼痛性クリック。間欠ロッキング（円板転位）

● **Stage 3（中間期）**
運動時痛（特に咀嚼時）、間欠ロッキング、開口制限（円板転位＆変形）

● **Stage 4（後中間期）**
持続性疼痛（軽度）、重度運動時痛、頻繁なロッキング、クレピタス、開口制限（円板転位＆変形、顆頭の変形）

● **Stage 5（末期）**
持続性疼痛（中等度）、重度運動時痛、ロッキング、開口制限、クレピタス（円板転位＆変形、著名な骨変化〔関節面〕）

**解説者コメント**：この論文は世界的にも有名な論文であり、顎関節症の中でも顎関節内障のある患者に対して 2 年半の間、無治療で放置し、その自然経過を観察したものである。現在では、このような研究は倫理審査委員会に認可されにくくなっており、顎関節内障の TMD 治療では、経過観察が重要視されるきっかけとなった研究である。

# 監修・著者略歴

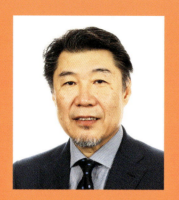

## 古谷野 潔
### Kiyoshi Koyano

| | |
|---|---|
| 1983年 | 九州大学歯学部 卒業 |
| 1987年 | 同大学院歯学研究科博士課程歯学臨床系専攻 修了 |
| 1987年 | 九州大学歯学部附属病院 助手 |
| 1991年 | 文部省在外研究員　UCLA visiting associate professor |
| 1993年 | 九州大学歯学部 講師 |
| 1997年 | 九州大学歯学部 教授 |
| 現在 | 日本学術会議会員 歯学委員会委員長 |
| | 日本補綴歯科学会 理事、元理事長（指導医・専門医） |
| | 日本口腔インプラント学会 常務理事・九州支部長（指導医・専門医） |
| | 日本顎関節学会 常任理事（指導医・専門医） |
| | 日本顎口腔機能学会 理事 |
| | 日本歯科理工学会 理事 |

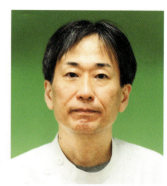

## 築山能大
### Yoshihiro Tsukiyama

| | |
|---|---|
| 1987年 | 九州大学歯学部 卒業 |
| 1991年 | 同 歯学部附属病院 助手（第2補綴科） |
| 1993年 | 九州大学歯学博士 |
| 1995年 | UCLA歯学部訪問研究員 Diagnostic Sciences and Orofacial Pain |
| 1999年 | 九州大学歯学部附属病院 講師（第2補綴科） |
| 2002年 | 九州大学大学院歯学研究院 助教授（口腔機能修復学講座） |
| 2007年 | 同 准教授 |
| 現在 | 日本補綴歯科学会（指導医・専門医） |
| | 日本顎関節学会（指導医・専門医） |
| | 日本口腔顔面痛学会（指導医・専門医） |
| | 日本顎口腔機能学会、日本口腔インプラント学会、日本老年歯科医学会、日本歯科医学教育学会、日本デジタル歯科学会、日本咀嚼学会 会員 |
| | Asian Academy of Craniomandibular Disorders 理事 |

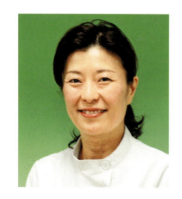

## 桑鶴利香
### Rika Kuwatsuru

| | |
|---|---|
| 1995年 | 九州大学歯学部 卒業 |
| 1999年 | 同 大学院歯学研究科博士課程歯学臨床系専攻 修了 九州大学歯学博士 |
| 2000年 | 九州大学大学院歯学研究院 助手（口腔機能修復学講座） |
| 2010年 | 同 助教 |
| 現在 | 日本補綴歯科学会 指導医・専門医 |
| | 日本口腔インプラント学会 会員 |
| | 日本顎関節学会 会員 |
| | 日本顎口腔機能学会 会員 |
| | 日本デジタル歯科学会 会員 |
| | 日本顎顔面補綴学会 会員 |

## 山﨑 陽
Yo Yamasaki

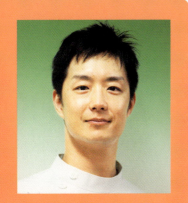

| | |
|---|---|
| 2008年 | 九州大学歯学部 卒業 |
| 2009年 | 九州大学病院臨床研修センター臨床研修プログラム 修了 |
| 2010年 | 九州大学歯学研究院口腔機能修復学講座 インプラント・義歯補綴学分野 入局 |
| 2013年 | 九州大学大学院歯学研究院 博士課程修了 歯学博士取得 |
| 現在 | 日本補綴歯科学会 会員 |
| | 日本口腔インプラント学会 会員 |
| | 日本顎関節学会 会員 |

## 辻 希美
Nozomi Tsuji

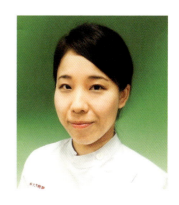

| | |
|---|---|
| 2012年 | 九州大学歯学部 卒業 |
| 2013年 | 九州大学病院臨床研修センター臨床研修プログラム 修了 |
| | 九州大学歯学研究院口腔機能修復学講座 インプラント・義歯補綴学分野 入局 |
| 現在 | 日本補綴歯科学会 会員 |
| | 日本口腔インプラント学会 会員 |

## 大木郷資
Kyosuke Oki

| | |
|---|---|
| 2012年 | 九州大学歯学部 卒業 |
| 2013年 | 九州大学病院臨床研修センター臨床研修プログラム 修了 |
| | 九州大学歯学研究院口腔機能修復学講座 インプラント・義歯補綴学分野 入局 |
| 現在 | 日本補綴歯科学会 会員 |
| | 日本口腔インプラント学会 会員 |

## 松本嘉子
Yoshiko Matsumoto

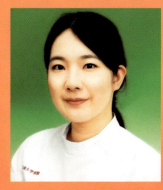

| | |
|---|---|
| 2014年 | 長崎大学歯学部卒業 |
| 2015年 | 九州大学病院臨床研修センター臨床研修プログラム 修了 |
| | 九州大学歯学研究院口腔機能修復学講座 インプラント・義歯補綴学分野 入局 |
| 現在 | 日本補綴歯科学会 会員 |
| | 日本口腔インプラント学会 会員 |

世界の
インパクトファクターを決める
トムソン・ロイター社が
選出

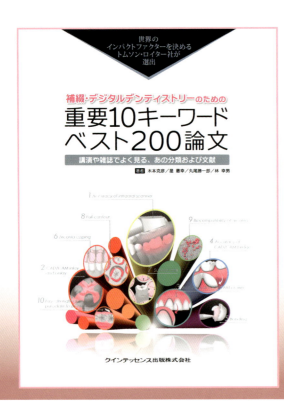

### 補綴・デジタルデンティストリーのための
# 重要10キーワード ベスト200論文

木本克彦／星　憲幸／丸尾勝一郎／林　幸男　著

補綴をメインテーマに据えつつ、とくに進展著しいデジタルデンティストリーや、それによって製作されたジルコニアセラミックをはじめとする新材料の取り扱いに関する内容に特化。最近の日常臨床に対するヒントを提供することはもちろん、講演の聴講やその準備、そして論文の読解・執筆にも役立つ1冊。

A4判変型　144ページ　本体7,000円（税別）　モリタ商品コード：805699

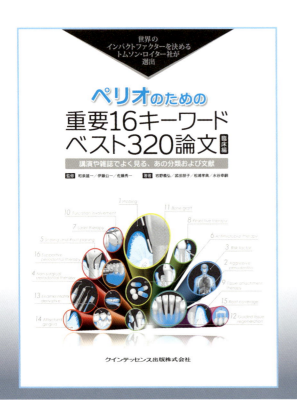

### ペリオのための
# 重要16キーワード ベスト320論文 臨床編

和泉雄一／伊藤公一／佐藤秀一　監修
岩野義弘／武田朋子／松浦孝典／水谷幸嗣　著

ペリオ臨床における16の重要分野ごとに被引用件数の多い上位20論文を選出するとともに、世界的に多くの講演や論文で引用され、ペリオ臨床に欠かすことのできない模式図やグラフや一覧表をビジュアル化して紹介。どこかの講演会で見た、あるいは以前に雑誌などで読んだことがあるが思い出せなかったことを再発見するのにも最適な書である。

A4判変型　208ページ　本体9,000円（税別）　モリタ商品コード：805678

 クインテッセンス出版株式会社　　http://www.quint-j.co.jp/

## クインテッセンス出版のトムソンロイターシリーズ
### 講演や雑誌でよく見る、あの分類および文献

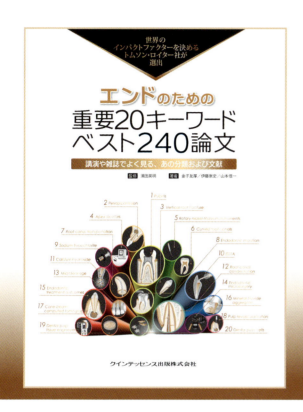

# エンドのための
# 重要20キーワード
# ベスト240論文

須田英明　監修
金子友厚／伊藤崇史／山本信一　著

Ni-Ti製ロータリーファイルやMTAからマイクロスコープ、CBCT、そして今話題のPulp revascularizationまでが重要キーワードとして挙げられており、evidence basedな治療をめざす臨床家、専門医には必読の書。付録として、根管形態やイスムスの形態の分類も解説されている。

A4判変型　176ページ　本体8,000円（税別）　モリタ商品コード：805688

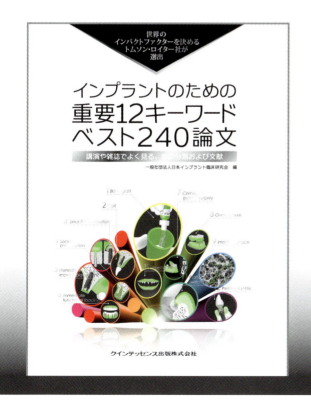

# インプラントのための
# 重要12キーワード
# ベスト240論文

一般社団法人日本インプラント臨床研究会　編
井汲憲治／岩野義弘／笹谷和伸／佐藤博俊／
武田朋子／田中讓治／苗木　貴／水口稔之／
若井広明　編集委員

本書は、選出された240論文に関連した、世界的に多くの演者および著者が多引用する分類や文献を和訳付のカラーで紹介。どこかの講演会で見た、あるいは前に雑誌で読んだことがあるがどうしても思い出せなかったものを再発見するのに最適な書である。

A4判変型　160ページ　本体7,000円（税別）　モリタ商品コード：805602

〒113-0033　東京都文京区本郷3丁目2番6号　クイントハウスビル　TEL. 03-5842-2272（営業）　FAX. 03-5800-7592　e-mail mb@quint-j.co.jp

クインテッセンス出版の書籍・雑誌は、歯学書専用
通販サイト『歯学書.COM』にてご購入いただけます。

PCからのアクセスは…
歯学書 検索

携帯電話からのアクセスは…
QRコードからモバイルサイトへ

TMD・咬合のための重要12キーワード ベスト240論文
世界のインパクトファクターを決めるトムソン・ロイター社が選出

2016年8月10日　第1版第1刷発行

監　　修　　古谷野 潔 / 築山能大 / 桑鶴利香
　　　　　　（こやのきよし）（つきやまよしひろ）（くわつるりか）

著　　者　　山﨑 陽 / 辻 希美 / 大木郷資 / 松本嘉子
　　　　　　（やまさきよう）（つじのぞみ）（おおききょうすけ）（まつもとよしこ）

発 行 人　　北峯康充

発 行 所　　クインテッセンス出版株式会社
　　　　　　東京都文京区本郷3丁目2番6号　〒113-0033
　　　　　　クイントハウスビル　電話(03)5842-2270(代表)
　　　　　　　　　　　　　　　　　(03)5842-2272(営業部)
　　　　　　　　　　　　　　　　　(03)5842-2276(編集部)
　　　　　　web page address　http://www.quint-j.co.jp/

印刷・製本　　横山印刷株式会社

Ⓒ2016　クインテッセンス出版株式会社　　　　　　禁無断転載・複写
Printed in Japan　　　　　　　　　　　　　落丁本・乱丁本はお取り替えします
ISBN978-4-7812-0511-3　C3047　　　　　　定価はカバーに表示してあります